AUTISMO ESPERANÇA PELA NUTRIÇÃO

CLAUDIA MARCELINO

AUTISMO ESPERANÇA PELA NUTRIÇÃO

EDIÇÃO REVISADA E AMPLIADA

M.BOOKS

M.Books do Brasil Editora Ltda.

Rua Jorge Americano, 61 - Alto da Lapa
05083-130 - São Paulo - SP - Telefone: (11) 3645-0409
www.mbooks.com.br

Dados de Catalogação na Publicação

Marcelino, Claudia
Autismo Esperança pela Nutrição. [Edição revisada e ampliada] / Claudia Marcelino
2018 - São Paulo - M.Books do Brasil Editora Ltda.

1. Nutrição 2. Saúde 3. Autismo

ISBN: 978-85-7680-306-5

Editor: Milton Mira de Assumpção Filho

Produção Editorial: Lucimara Leal

Editoração: Crontec

Capa: Isadora Mira
(com base na capa original W5 Comunicação e Artes Gráficas)

2018
Edição revisada e ampliada

Esse livro é dedicado a meu filho Mauricio, a luz do meu caminho, à minha filha Ana Luiza e a meu marido Mauro pelo apoio incondicional.

Aos pais dos grupos de apoio "Autismo Esperança" e "Diário de um Autista", que compartilham descobertas, estudos e força em prol das nossas crianças. Em especial Simone Filomeno, que nos mostrou os trabalhos de diferentes caminhos que aconteciam nos Estados Unidos em relação ao autismo.

À Marie Dorion Schenk, que me presenteou com livros que me ajudaram bastante, assim como a Renata Shieh. Às várias mamães que me ajudaram a testar as receitas selecionadas e que também me enviaram algumas de suas preferidas.

A vocês, o meu muito obrigada.

Sumário

Apresentação 11

PARTE 1

Um Pouco da Minha História 15

O Começo de uma Nova Fase 23

O que Aprendi sobre o Autismo 29

Revendo o Autismo 34

As Várias Condições de Autismo 36

Impactos no Desenvolvimento das Crianças com Autismo 39

O Início da Dieta sem Glúten e sem Leite 42

Mas, Afinal, o Que são Peptídeos Opioides? 45

Como o Comportamento É Alterado? 48

O Papel do Intestino....50

Disbiose Intestinal - Como Acontece e que Fatores Propiciam seu Desenvolvimento? 52

O Intestino Permeável....54

Metilação, Sulfatação e Genética 62

A Dieta Amiga do Autista....67

Contendo os Danos e Incrementando as Chances de Sucesso....69

O que se Deve Esperar com esta Dieta?....70

Colocando a Dieta em Prática - Como Começar....74

Como Fazer a Retirada do Glúten e do Leite....87

Separação dos Alimentos e Cuidados Especiais....89

Alimentando Crianças Difíceis....90

Fazendo as Substituições....95

PARTE 2

As Receitas.... 121

Matinais.... 125

Pratos Principais.... 143

Sobremesas.... 169

Lanches e Pizzas.... 179

Bolos.... 193

Pães.... 221

Cookies 247

Milk-shakes e Sorvetes.... 263

Festas 275
Docinhos 281
Salgadinhos 289
Receitas Hipoalergênicas 295
Produtos Alimentícios e seus Fabricantes 321
Endereços Úteis 327
Onde Encontrar 331
Referências Bibliográficas 335

Apresentação

Dedicado a todas as mães de autistas que, como eu, vivem na intenção de proporcionar a eles dias melhores.

Como é ser mãe de autista? É doloroso e é dolorido, na exata proporção em que é Amor imensurável também me faz perder o sono, o chão e o ar... Me faz perceber que sou capaz de transpor os obstáculos mais improváveis pela felicidade e bem-estar de meu filho. Me rouba a calma e a alma. Me fere e me machuca mas, ao mesmo tempo, me cura e me fortalece. Me aproxima de Deus. Faz do futuro meu maior inimigo, mas também meu grande aliado, pois, ao mesmo tempo que receio o futuro, é nele que deposito minha esperança.

Ah, ser mãe de autista me faz lutar todos os dias, a cada segundo!

Enfrentar olhares de reprovação, caretas de rejeição, enfrentar as portas que insistem em se fechar em nossa "cara"... Enfrentar meus medos e minhas próprias limitações. E, por fim, seguir tentando não lembrar que a finitude me espera como espera a qualquer um de nós.

Ser mãe de autista me faz amar incondicionalmente meu filho, como qualquer outra mãe faria. Ser mãe de autista me faz perceber a vida sob um prisma diferente, nunca antes imaginado. Ser mãe de autista é vibrar com pequenas grandes conquistas. Ser mãe de autista é amar, mas sofrer pela incompreensão da sociedade, pelo preconceito das pessoas, pela rejeição das escolas, pela falta de oportunidades no mercado de trabalho e por tantas outras dificuldades.

Enfim, ser mãe de autista é morrer um pouco a cada dia e buscar no amor pelo filho o alimento necessário para renascer a cada nascer do sol.

DENISE ARAGÃO
Autora do livro
Eu, meu filho e o autismo: uma jornada inesperada

PARTE 1

Um Pouco da Minha História

Meu bebê, meu primeiro filho, nasceu de parto normal depois de 14 horas de trabalho de parto. Foi um parto doloroso e trabalhoso. Ao final, já sem forças, meu menino teve de ser retirado com auxílio de um fórceps, o que resultou em um corte no seu lábio inferior. Lembro-me de que, ao colocá-lo sobre minha barriga, meu médico me falou sobre o corte sofrido, e eu disse: "Tudo bem, assim ninguém poderá trocá-lo no berçário. O menino com corte nos lábios é meu!".

Ele era um bebê calmo que foi crescendo sorridente e observador. Não havia nada gritante que me chamasse à atenção, mas não sei por que eu achava que havia algo diferente. Não era um "diferente" que me chocasse, pelo contrário, eu me orgulhava.

Sustentou a cabeça, sentou, andou, engatinhou, falou, correu, tudo no seu tempo certo como qualquer outra criança. Mas tinha um quê de diferente que nenhum médico notava. Enquanto todos os bebês dormem muito, o meu passava o dia todo acordado, quietinho em seu carrinho, me olhando fazer os meus trabalhos pela casa, mas acordado. Só chorava quando estava com fome. Fraldas sujas não o incomodavam. Estranhava quando dormíamos fora de casa e custava muito a dormir observando tudo. Mais grandinho, quando já tinha a liberdade de engatinhar e andar pela casa toda, eu colocava uma cadeira na porta da cozinha para que ele não entrasse e pudesse se machucar com alguma coisa do meu trabalho, como o forno aceso, por exemplo. Explicava isso pra ele e, assim, ele nem tentava entrar ou reclamava com alguma birra ou algo parecido. Minha casa era impecável, nem parecia ter uma criança nela. Se ele mexia em algo, como nos discos que ficavam na estante ao alcance de suas mãos, retirando-os do lugar e jogando-os no chão, era só colocá-los no lugar, sinalizar em negativa com o dedo e falar que não podia e ele não mexia mais. Não podia ver uma porta aberta que a fechava. Nunca precisei colocar protetores nas tomadas, ele nunca teve curiosidade em colocar o dedo nelas.

Próximo de completar três anos de idade, em maio de 1994, era uma criança encantadora, feliz e sapeca. Já falava tudo, adorava programas de calouros, comerciais de tevê, reconhecia todas as logomarcas e as personagens de novelas e de seus desenhos. Fazia uma grande festa quando o seu pai chegava do trabalho. Todos os dias ao ouvir o barulho da porta se abrindo, corria para ela e soltava um papaaaaaaaaai tão grande e tão feliz que me lembrarei disso para o resto de meus dias. Adorava jogar bola, e achávamos engraçadinho quando seu pai estava jogado no sofá cansado do trabalho e ele se aproximava com uma bola nas mãos e uma carinha lânguida, e perguntava: "Você quer jogar bola? Você quer? Você quer?" E lá iam os dois para o corredor do apartamento jogar bola, ou melhor, chutar a gol, ver quem chutava mais forte e gritava "gol" mais alto.

A sua fala foi o que começou a me chamar mais atenção. Embora tivesse um vocabulário enorme e demonstrasse saber tudo, ele não conversava e muito menos tinha os famosos porquês de toda criança. Eu achava que era porque ele não convivia com elas. Então, decidi colocá-lo em um maternal próximo de casa, na esperança de que sua fala se normalizasse. Ele começou a estudar de manhã. Acordava bem e ia pelas calçadas correndo e feliz. Voltávamos sempre em companhia de outras crianças e mães, e era muito comum elas comentarem comigo como ele era obediente. Os filhos delas tinham de andar de mão dada, se largassem, eles jamais parariam, como o Mauricio, quando dissessem que tinham de parar. Outra coisa também que nos deixava admiradas era que Mauricio não pedia nada na rua e muito menos dava aqueles showzinhos de se jogar no chão e fazer birras homéricas por qualquer coisa.

Em setembro desse mesmo ano, descobri que estava grávida. Houve uma reunião de pais na escolinha quando contei a novidade e muitos que também tinham um único filho comentaram que se seus pequenos fossem iguais a Mauricio, eles poderiam ter dez filhos com prazer! Não é nenhuma corujice. Meu filho era realmente uma criança adorável, um lorde de carteirinha, tinha nascido pronto.

Com o passar dos meses, sua fala não melhorou, ficou estacionada no ponto em que estava. Eu perguntava na escola se eles não achavam que havia algo errado. Eles me explicavam que meu filho participava de tudo: sentava-se em rodinha com as outras crianças, colocava sua mochila e merendeira no lugar, pegava a placa com o seu nome no mural, desenhava, pintava, recortava, brincava no parquinho, participava de todas as atividades como todas as crianças e junto delas. Somente nas aulas de educação física é que ele ficava em um canto observando tudo o que estava sendo proposto pelo professor. Só depois de conhecer toda a sequência de atividades e após todas as crianças participarem, é que ele iria cumprir as tarefas. Todos insistiam em dizer que cada criança tem seu tempo, nenhuma criança é igual à outra e que eu não precisava me preocupar. A mesma coisa que me diziam todos os médicos em que eu havia ido. Desde que ele nasceu, não tive um pediatra fixo. Cada consulta era com um médico diferente, na esperança de encontrar aquela empatia, aquela pessoa que acabasse com a minha inquietação em relação ao comportamento tão peculiar de meu filho.

Em março de 1995, minha filha Ana Luiza nasceu. Eu estava cada vez mais cismada. Nessa época, nenhum médico me havia falado formalmente sobre a possibilidade de ser autismo. Eu mesma cheguei à conclusão de que meu filho poderia ser autista, baseada no conhecimento de que o autismo afeta a capacidade de interação da criança com o mundo. O parto de Ana Luiza foi feito pelo mesmo obstetra que fizera o de Mauricio. Quando meu filho foi me visitar na maternidade e conhecer sua irmãzinha, levado por meu marido e minha irmã, meu obstetra estava lá e a pediatra que acompanhou o parto também. Pedi que prestassem atenção no comportamento de Mauricio – feliz e ativo como qualquer criança, mas inquieto, andando o tempo todo e emitindo sons ininteligíveis. Disse que tinha alguma coisa diferente. Perguntei-lhe: "Será que ele é autista?" E ele me respondeu: "Que isso Claudia! Deixe de bobagem, seu filho é normal e muito saudável!".

Mauricio continuava na escolinha e nada melhorava, pelo contrário. Nesse ano, aconteceram dois fatos decisivos em nossas vidas: o nascimento de Ana Luiza e toda a novidade que isso traz para uma família, e o reforço das vacinas. Com a loucura de ter uma criança pequena e um recém-nascido dentro de casa para cuidar sozinha, não percebi que aos poucos o comportamento de meu filho foi se deteriorando. Sua fala foi diminuindo a cada dia e a hiperatividade explodiu. No final de 1995, Ana Luiza estava um pouco adoentada com uma dessas viroses infantis. Levei-a em mais uma pediatra escolhida no livro do convênio médico, era a Dra. Valdione de Carvalho, que atendia na rua Silva Pinto, bem perto da rua onde morávamos em Vila Isabel e eu poderia ir a pé. Logicamente entrei com os dois. Após consultar Ana Luiza, falei sobre minhas dificuldades com Mauricio, sobre achá-lo diferente, sobre todos os médicos pelos quais passamos e tudo mais. Nesta hora ele estava sentado na cadeira prestando atenção na conversa. Foi então que ela começou a puxar conversa com ele e o perguntou: "Mauricio, o Natal está chegando. Você já escreveu a sua cartinha pro Papai Noel? O que você vai querer de presente?". Ele franziu a testa e olhou pra ela como se estivesse dizendo: "O que você está falando? Que Natal? Que Papai Noel? Que presente?".

A pediatra então me disse: "É, mãe, uma criança desta idade, bombardeada pela mídia e que vê televisão o tempo todo, não saber o que é uma cartinha para o Papai Noel e que pode pedir presente, é complicado". Com isso, ela encaminhou-me para um médico neuropediatra de sua confiança e orientou-me a matriculá-lo normalmente na escola que eu queria, sem dizer nada para não rotulá-lo, pois talvez a escola fosse capaz de lidar com ele perfeitamente. O diagnóstico de autismo veio, a escola não deu certo. A partir daí foi uma sucessão de médicos, escolas, centros de tratamento, terapias e terapeutas, e remédios.

Tudo foi acontecendo naturalmente, não houve desespero, não houve luto. Meu filho tão adorado, querido e esperado, estava ali na minha frente e a confirmação das minhas suspeitas não o tirou de mim.

Duro era aceitar que "autismo é isso mesmo", quando os médicos e outros profissionais se referiam a todos os sintomas ruins ou difíceis que se apresentam, e me resignar com um futuro sombrio em que o autismo e suas limitações estariam sempre à frente. Difícil era me conformar com o questionamento que ouvi tantas vezes a partir de então: "Você quer o que, mãe? Seu filho é autista!", como se fosse um absurdo uma mãe querer mais e o melhor para seu filho e como se muito de meu inconformismo não tivesse razão.

O mundo autista que me foi apresentado foi um mundo de resignação e limitação, não de aceitação, compreensão, transformação e superação, embora eu não possa me queixar dos profissionais que encontrei nos centros de tratamento em que meu filho foi atendido. Todos foram sempre muito dedicados, faziam o que sabiam e tinham estudado. Nas turmas de atendimento havia três terapeutas, cada um em sua especialidade, trabalhando em conjunto com três ou no máximo cinco crianças. Além disso, havia o suporte psicológico semanal para a família, que foi sempre de muita ajuda para dar apoio emocional e direcionamento de conduta fora do ambiente hospitalar.

A partir do momento em que meu filho recebeu a primeira hipótese médica de autismo aos cinco anos até os 15, ele teve exatamente o tratamento indicado para a maioria das crianças em nosso país: tratamento público multidisciplinar (com psicólogo, musicoterapeuta, terapeuta ocupacional, fonoaudiólogo, psiquiatra) e acompanhamento médico também público ou de convênio com medicação para controlar os sintomas. Além de escola, nada menos do que nove, de particulares, grandes e pequenas, a montessoriana, municipal ou especial. Com o passar dos anos, a fala se resumiu a palavra "mãe" dita para todos e para tudo, os sintomas explodiram e foram ficando cada vez maiores e evidentes. O autismo foi ficando cada vez mais presente.

O tempo foi passando e sempre procuramos levar uma vida em família normal e prazerosa. A família é grande e alegre. Gostamos de estar juntos em nossas casas ou na rua. Mesmo com as dificuldades de lidar com o seu comportamento, nunca nos fechamos ou deixamos de fazer coisas e de frequentar lugares para não termos trabalho. Íamos a festas, fazíamos e recebíamos visitas, íamos a parques, shoppings, restaurantes, praias, tirávamos férias. Instintivamente para não voltar para casa mais estressada do que quando tinha saído, procurava adaptar as saídas e lugares as nossas necessidades. Shoppings, compras e supermercados, somente dia de semana e fora de época com muita aglomeração. Nas festas, procurávamos sentar longe do som alto para não incomodá-lo. Praia pequena, sem ondas fortes e sem muita gente, mesmo que precisássemos de uma hora de carro para chegar até ela. Férias em casas alugadas em condomínios onde pudéssemos ter privacidade sem sermos incômodos e ao mesmo tempo termos socialização. Nos restaurantes, sempre procurávamos nos sentar em mesas mais reservadas, próximas a janelas ou entradas para que ele pudesse se distrair com o movimento. Foi se tornando normal frequentar sempre os mesmos lugares, as pessoas passarem a nos reconhecer e assim fazermos amizades, proporcionando a meu filho na maioria das vezes, um ambiente amoroso e de receptividade. Seus aniversários sempre foram comemorados de acordo com os seus gostos: o parabéns cantado baixo, sem barulho de bolas estourando, comida e música de que ele gostava, somente os convidados necessários a ele.

No ano de 2006, meu filho estava com 15 anos. Aos 14, havia recebido alta da equipe multidisciplinar do hospital que o tratava. Após sete anos de tratamento neste hospital, com sessões iniciais de três horas, duas vezes na semana, e que foram gradativamente diminuídas até chegar à meia hora (por questões administrativas e terapêuticas), uma vez por semana. Por fim, disseram-me que os objetivos com ele lá, já tinham sido alcançados e não havia mais o que ser feito por aquela equipe. Mauricio havia aprendido a se vestir, tomar banho, se enxugar, fazer sua higiene pessoal, trocar de roupa e demonstrar suas intenções.

A partir daí me vi no zero novamente. Para onde ir? O que buscar para ele agora? O que mais poderia ser feito e onde? Estava perdida, não sabia por onde começar e, o óbvio seria uma escola. Foi então que o coloquei em uma escola especial (a oitava tentativa em escolas), bem distante de minha casa, mas o esforço parecia valer a pena. Tive também de procurar outro médico, pois a sua médica fazia parte da equipe do hospital que lhe dera alta. A escola indicou-me um médico experiente e muito conceituado, e aí fomos até ele.

Na primeira consulta este médico me pareceu um pouco surpreso com o tamanho de meu filho. Pude perceber durante o tempo na sala de espera neste e em todos os outros dias que sua clientela era de crianças. Ao entrar em sua sala, após alguns minutos de observação, perguntou-nos como poderia nos ajudar, o que tínhamos feito até agora e o que estávamos fazendo. Respondi: "Escola especial e risperidona". E ele nos disse: "Ótimo, é isso o que vocês vão continuar fazendo". Meu filho, aos seus olhos, estava muito bem. Apesar de meus relatos de que ele se mordia muito, andava sem parar, não conseguia se concentrar em nada, urinava na cama todas as noites, urrava e dava socos na parede lembrando um leão enjaulado, tinha crises de insônia ficando até 48 horas acordado, estereotipias vocais intermináveis com um som contínuo de entonações variadas que nos levavam à loucura... entre vários outros sintomas difíceis de lidar no dia a dia.

As três consultas que se sucederam a esta primeira foram um imenso vazio. Percebi que o médico não sabia e nem tinha muito o que fazer, a não ser trocar medicações na tentativa de minimizar esses sintomas. Como já tínhamos passado por vários médicos desde os três anos de idade de meu filho, e sempre com a mesma linha de tentativas sem sucesso, comecei a me questionar sobre nossas decisões e o que estávamos fazendo. Não me parecia possível nem muito menos lógico, não haver tratamento médico para as questões que nos atormentavam. Não me parecia nem um pouco lógico com todos esses fatos perdurando até os 15 anos e alguns ainda se tornando mais graves, que tudo isso poderia ser resolvido com terapias multidisciplinar e comportamental, medidas que estavam sendo tomadas desde os seus cinco anos de idade. Nesse meio tempo, sem saber precisar exatamente quando, ele começou a babar involuntariamente de um dia para o outro. Um dia revirando nossos álbuns de fotos, comecei a perceber que o olhar de meu filho também tinha se modificado. Estava apático, sem vida e triste. Foi então que comecei a compará-lo com as fotos de outros autistas adolescentes do Orkut e constatei uma triste coincidência: eram todos muito parecidos e sem expectativas de melhoras. Comecei a ficar aflita com o fato de que ele poderia começar a desenvolver convulsões, fato considerado comum entre adolescentes autistas.

Eu, que sempre fui uma pessoa de alma leve, comecei a ter muito medo do futuro e do que a fase adulta poderia nos trazer.

Simultaneamente, descobri a internet e a gama de oportunidades que ela oferecia. Descobri os grupos de discussão do Yahoo e do Orkut e comecei a ouvir mães, como Simone Filomeno e Ana Lídia Milhomens, falando sobre alimentação, suplementos, problemas de intestino, intoxicação por metais pesados, vacinas etc.

Aquilo tudo virou um turbilhão em minha cabeça, e eu me perguntava: "Que raios essa gente está falando?", "Como eu, uma aquariana ligadíssima, poderia deixar passar coisas que nem sequer tinha conhecimento e o pior, que afetavam a minha vida diretamente?", "Por que nenhum médico ou livro, dentre tantos que já tinha consultado, nada falavam a respeito?" e "Haveria outra forma de ajudar meu filho, que eu ainda não tivesse tentado por falta de informação?".

O Começo de uma Nova Fase

Foi então que me tornei mais ativa nos grupos de pais e comecei a estudar avidamente. Esses estudos trouxeram grandes mudanças para a vida da nossa família e, para começar, antes de tudo eu teria de mudar de profissão.

Comecei a ouvir que talvez mudanças relativamente simples na dieta de meu filho, que não lhe causariam nenhum malefício e nenhum efeito colateral, poderiam ajudar a diminuir o impacto do autismo em sua vida.

Desde que Mauricio nasceu, comecei a trabalhar com festas. Primeiro produzindo bolos e doces, depois fazendo todo o serviço de Buffet. Não poderia fazer dieta sem glúten e caseína, conservantes e açúcar tendo quilos de trigo, centenas de latas de leite condensado, litros de refrigerantes ao alcance das mãos e tantas outras guloseimas as quais meu filho tinha livre acesso.

Mauricio não apresentava nenhum sintoma que me levasse a crer que o que ele comia alterava o seu comportamento. Nenhum desconforto físico aparente, nenhum refluxo ou sintoma de má digestão, nenhum sintoma de alergia, nenhum problema de intestino ou com fezes, nenhuma manifestação de fungos. Sua saúde era de ferro... tudo perfeito. Muito menos uma alteração imediata ao consumir determinado alimento. Ele exibia continuamente o mesmo comportamento ao qual estava acostumada há quinze anos. Mas eu estava decidida a não continuar trocando de remédios, médicos e escolas. Se eu queria resultados diferentes, precisava fazer coisas diferentes, mudar o rumo de nossa história.

Mudar hábitos alimentares é uma das coisas mais difíceis que podemos fazer na vida. São costumes arraigados e que mexem com a família inteira. Não só com os da casa, os pais e os filhos, mas também com os mais próximos, como tios e avós e também os amigos que frequentam a casa. Afeta também as saídas sociais para festas e passeios que muitas vezes se resumem a passeios gastronômicos ou aquela já tradicional ida ao shopping para lanchar. E o pior problema de todos: a escola e os péssimos hábitos alimentares das crianças em idade escolar. Como Mauricio não estava mais frequentando uma escola, pelo menos desse problema eu me livrei.

Como em todo início e também por envolver tantas pessoas e situações, os questionamentos são inevitáveis. Não faltam perguntas e ceticismo do porquê você está fazendo tudo isso - e, claro, a exclamação: "Coitadinho!".

A mãe e a família que estiverem dispostos a seguir esse caminho, devem entender que a dieta é um procedimento de tratamento do autismo fundamental e que estarão providenciando uma peça-chave para o desenvolvimento de seu filho. Só assim, terão certeza e postura suficiente para convencer a todos e não serem boicotados e se autoboicotarem a todo o momento.

Então, a partir de setembro de 2006, comecei a avisar meus clientes que em dezembro daquele ano eu encerraria meus trabalhos. Foi difícil não ceder ao apelo de clientes de anos e que já haviam se tornado amigos. E me desfazer de meu material, arquivar fotos lindas, principalmente as das mesas de doces e me desligar de quinze anos de um trabalho que me dava muito prazer. Mas, por meu filho, eu estava decidida a dar uma virada e para o caminho que havia escolhido, não restava outra saída. Devagar, comecei a fazer as mudanças em sua alimentação. Com isso, janeiro de 2007 começou bem ao estilo das promessas de virada de ano: tudo novo e com decisões marcantes para o resto da vida.

A contar de setembro, 2006 foi um ano de meses difíceis, em que eu que havia tomado sozinha a decisão de seguir esta opção, era confrontada diariamente com o que pode e o que não pode, o não-entendimento do pai, das titias e das vovós, do porquê de tanta "maldade" com o pobre menino. E o boicote constante das pessoas dando-lhe só um pedacinho ou só um golinho ou só um biscoitinho que não iria lhe fazer mal. Depois que os resultados foram aparecendo e todos foram vendo que não era somente "fogo de palha" meu e que realmente ele ficava alterado quando consumia certos produtos, todos passaram a não questionar mais e, o melhor, passaram a apoiar.

Um desses momentos de alteração brusca de comportamento está eternizado na internet. Em maio de 2007, já completados cinco meses de dieta, fomos passar um dia com a vovozinha de Mauricio que tem mais de 90 anos. Almoçamos por lá: arroz, feijão, farofa com bacon e bolinhos de carne, aos quais minha cunhada jurou não ter adicionado trigo ou farinha de rosca. Ao final da tarde, Mauricio já estava muito diferente - andando de um lado para outro sem parar, emitindo sons altos e constantes, irritado e se mordendo várias vezes. Continuou assim no carro no caminho até em casa. Ao chegar a nossa casa e antes que eu pudesse abrir o portão, ele saltou do carro e saiu em disparada pela rua. Foi necessário sair com o carro novamente para buscá-lo. Ao entrar em casa, decidi colocá-lo no banho. Ele continuava com o mesmo comportamento e ainda mais desafiador - comendo sabonete e espuma, desconectado, não prestava atenção, não me ouvia. Dava socos na parede, urrava, só enquanto estava dentro do boxe se mordeu quatro vezes. Eu já estava exausta quando me lembrei de filmá-lo, para depois compará-lo quando estivesse bem. Após três dias filmei-o novamente no banho já sem o efeito provocado pela transgressão da dieta. São dois filminhos de cerca de um minuto e vinte segundos cada, mas quanta diferença! Era a prova que eu precisava a favor da dieta. **A partir daquele momento, mesmo que nada mudasse na vida de meu filho, pois um tratamento adequado estava vindo tardiamente, somente o fato de eu não permitir que nada o agredisse mais já valeria todo e qualquer esforço.**

Então, descobri que a força da vida está sempre determinada a seguir adiante. Quando você dá chances a ela e toma atitudes inerentes ao poder vital que existe ao nosso redor, a transformação é constante, a vida se regenera: o que era ruim passa a ficar mais ou menos, depois regular, depois bom, ótimo, até ficar excelente. A excelência e o equilíbrio são metas da força vital da natureza. Finalmente comecei a ver o desabrochar e a evolução de meu filho. Não é e não houve nenhum milagre. Ele é autista, e aos olhos de qualquer um que não lida com ele diariamente, ou por horas a fio, nada mudou. Mas para nós que vivemos na mesma casa: pai, irmã e principalmente eu, sua mãe, que está com ele 24 horas por dia, a vida ficou muito mais fácil e prazerosa. Acabaram os mantras intermináveis (sons uníssonos e contínuos) e todos os sintomas já descritos se extinguiram ou minimizaram. Surgiu a concentração, o interesse em aprender, em interagir e estar junto, ressurgiu a fala, perdida desde os 5 anos. O remédio controlado foi sendo diminuído aos poucos, até a retirada por completo.

Depois que o mundo da internet se abriu para mim, descobri o ATEC - Checklist de Evolução no Tratamento do Autismo -, uma listagem em forma de questionário elaborada pelo ARI - Instituto de Pesquisa no Autismo - para verificar o desenvolvimento obtido pela criança durante todo o seu tratamento e/ou a cada nova intervenção iniciada. O questionário é dividido em quatro áreas: linguagem, sociabilidade, sensorial/cognitivo, saúde física e comportamental. Dessa maneira, os pais podem ter catalogado as conquistas de seu filho, ou até mesmo o que regrediu ou não desenvolveu e traçar metas terapêuticas baseadas nesses dados. Fiz o primeiro ATEC de meu filho em março de 2007, logo após iniciarmos a dieta completa que foi em janeiro deste mesmo ano. Mauricio obteve um escore total de 60 pontos. Esse questionário não tem números comparativos, não diz o que é bom ou ruim. Ele só fornece números, que nunca poderão ser comparados com a evolução de outra criança, somente com outra avaliação dessa mesma criança. Quanto maior a pontuação, mais comprometida pelo autismo está a criança.

Depois de um ano exatamente, refiz o questionário. Mauricio passou de um escore de 60 pontos para 42 pontos.

Linguagem: de 15 para 13;
Sociabilidade: de 12 para 7;
Sensorial/Cognitivo: de 11 para 8;
Saúde física e comportamental: de 22 para 14.

No decorrer deste ano de avaliação, de março de 2007 a março de 2008, ele permaneceu somente em tratamento médico e dietético. Não frequentou a escola, muito menos nenhuma sessão de terapia. Portanto, pude saber exatamente de onde estavam vindo os seus ganhos. E a maior diferença foi justamente na área da saúde física e comportamental, exatamente o esperado de um tratamento médico.

É claro que existem ganhos que não podem ser medidos por questionários, mas somente pelos olhos "clínicos" de pais e mães que vivem com seus filhos 24 horas por dia, como por exemplo:

- Dentro do Banco, ele espera calmamente enquanto você está numa fila de bom tamanho.
- Ao pegar um ônibus lotado, ele é capaz de não dar escândalo.
- Ao soltar a mão dele na rua, ele não vai sair correndo como se tivessem dado a largada para uma corrida de 100 metros.
- Estar presente no convívio social e não no mundo da lua; e, ainda, olhar para o foco de uma câmera fotográfica depois de cerca de 10 anos sem fazer isso.

Com o passar do tempo e o retorno às terapias, a pontuação no teste caiu novamente, indo para 29 pontos. E assim permanece até o momento em que escrevo este livro.

Outra grande alegria também foi acompanhar a transformação das outras crianças de nosso convívio, como minha filha mais nova e meus sobrinhos. Como eles gostam e se sentem importantes em saber que estão comendo alimentos mais saudáveis e feitos especialmente para eles. Um sobrinho chegou a me pedir em um de seus aniversários uma cesta de presente somente com as guloseimas feitas para o Mauricio. E em nossa casa, todos comem as comidas que são feitas para ele, principalmente as crianças. Explico sobre o benefício dos alimentos orgânicos, o uso da água mineral e a limpeza dos alimentos, o cuidado com os aditivos químicos, as substituições de glúten e leite, e eles se sentem o máximo! Toda essa transformação faz valer a pena cada minuto de decisão em mudar o rumo de nossa história.

Maurício recebeu o diagnóstico de autismo somente já próximo aos 6 anos de idade. Quando recebemos o diagnóstico de autismo, perguntamos: "E agora, fazemos o quê?" Recebemos a explicação de que autismo era uma desordem do desenvolvimento que afetava as áreas de socialização, comunicação e interesse da criança, diagnosticada apenas por sintomas clínicos e comportamentais, interferindo assim em todo o seu aprendizado. O autismo é uma desordem do cérebro de origem genética e imutável, ninguém sabe como, quando e o porquê do surgimento do autismo. Todos os exames são somente para descartar comorbidades, situações médicas paralelas ao autismo que possui quadro fisiológico fixo. Esses exames seriam: os de erro inato do metabolismo, o eletroencefalograma, a tomografia, a ressonância magnética, o bera e outros. O tratamento se resumia em medicar sintomas, como hiperatividade, letargia, insônia, agressividade, auto-estimulação, e na reabilitação multidisciplinar com psicólogos, terapeutas ocupacionais, fonoaudiólogos e afins.

Foi exatamente esse o tratamento aplicado a Maurício, e o resultado que obtivemos foi o relatado no início do livro.

O que Aprendi sobre o Autismo

O autismo, originalmente visto como genético e limitado ao cérebro, está começando a ser visto de um foco completamente diferente, como uma possível desordem imune e neuro-inflamatória. Como resultado disso, o autismo em alguns casos, talvez muitos, pode ser tratado sim, com muito sucesso.

Médicos e pesquisadores estão descobrindo que o processamento cerebral é resultado de procedimentos bioquímicos do corpo e não existe origem única para os problemas vistos no autismo.

Hoje há pelo menos um consenso na classe médica de que autismo é um distúrbio multifatorial – 50% genético e 50% ambiental. E os fatores ambientais como toxinas, poluição, alimentação inadequada e modificada são cada vez mais determinantes nas doenças multifatoriais, aumentando não só os casos de autismo, mas também de várias outras desordens não apenas fisiológicas (como alergias, asma, câncer, obesidade) como também distúrbios comportamentais (como TDAH – Transtorno do Déficit de Atenção –, dislexia e depressão).

Sabe-se também que a genética não se faz por si só. Há uma nova ênfase na interação entre vulnerabilidade de genes e gatilhos ambientais, em conjunto com um consenso crescente de que a exposição a doses baixas e contínuas de múltiplas toxinas e infecções pode ser o maior fator contribuinte para o autismo e suas desordens relacionadas.

Uma analogia clara é a de que o gene carrega a arma, mas o ambiente é que aperta o gatilho.

Se o indivíduo é 50% genética e 50% ambiente, e o ambiente é capaz de interferir na genética, o que temos a partir daí é um indivíduo 100% desequilibrado e para reequilibrá-lo novamente só atuando em todo o conjunto. Parece óbvio que se ao menos não houver a cura total do indivíduo, pelo menos a maneira como o autismo irá afetar a sua vida será profundamente modificada.

A partir de 2006, o acesso à internet me possibilitou ter muitas informações sobre o autismo. Li entre outras coisas que o autismo foi catalogado somente em 1943, na Universidade de John Hopkins nos Estados Unidos, pelo psiquiatra Leo Kanner, um profissional experiente e renomado na sua época. Em seu estudo denominado "Distúrbio Autístico de Contato Afetivo", ele relatava a presença de distúrbios biológicos entre todos os seus onze pacientes, o seu grupo de controle. Alguns desses distúrbios foram descritos como:

- Presença de amídalas grandes e disformes.
- Necessidade de alimentação por tubos cinco vezes ao dia.
- Desde o nascimento até os três meses, a criança vomitava toda a comida.
- O paciente apresentou repetidas gripes e otites médias.

Como psiquiatra, Kanner supervalorizou os sintomas comportamentais/mentais e ignorou completamente os sintomas biológicos. Como sintomas comportamentais, as alterações claras no distúrbio são:

Na área da sociabilidade, incluem-se prejuízos nos comportamentos não-verbais, ou seja, na interação social (ausência ou diminuição do contato ocular, gestos, expressões faciais e sinais convencionais expressivos de desejo ou emoções), impossibilidade de desenvolvimento de relações sociais apropriadas especialmente com indivíduos da mesma idade, inabilidade em compartilhar interesses e satisfação com os outros e, falha na reciprocidade social emocional.

Na área da comunicação, os prejuízos incluem atraso ou ausência da fala e inadequação da linguagem. Crianças autistas podem verbalizar, mas não utilizar a fala para se comunicar. A ecolalia, isto é, repetição imediata ou tardia de sons e discursos ouvidos, é uma manifestação muito comum, assim como a utilização de frases de músicas ou comerciais utilizadas no contexto exato para se comunicar. Nos indivíduos verbais, falta a habilidade de iniciar ou manter uma conversa. Com frequência, a linguagem apresenta-se repetitiva e estereotipada. As brincadeiras imaginativas e atividades sociais são restritivas ou até mesmo ausentes.

Na categoria interesses e atividades, tem-se um comportamento estereotipado, incluindo rituais, rotinas não-funcionais, maneirismos motores (dedos/mãos, "flapping" ou movimentos com o corpo) e preocupações com partes dos objetos (rodinhas, mecanismos, olhos de boneca). Esses exemplos de comportamento no distúrbio autístico estão descritos em meu blog: http://dietasgsc.blogspot.com.

Particularmente, acho que os sintomas ficam mais claros quando olhamos para os marcos do desenvolvimento infantil. Eu ouvi muitas vezes isto: "cada criança tem seu tempo", mas não deve haver muita variação dos períodos de desenvolvimento considerados típicos. Atrasos nos marcos de desenvolvimento indicam algum transtorno e devem ser investigados.

Os dados biológicos do estudo de Leo Kanner não passaram despercebidos pelo Dr. Bernard Rimland, médico, cientista, pai e estudioso, que não se conformava com a visão limitada da sociedade médica que tratava o autismo como uma doença mental. Na década de 1960, fundou o Autism Research Institute (Instituto de Pesquisas no Autismo) e a partir de 1980 junto com mais dois médicos, Sidney Baker e John Pangborn, deu origem ao movimento DAN! que significa Derrote (ou combata) o Autismo Agora!

Em 1995, fez a primeira conferência do DAN!. O objetivo formal do movimento DAN! é "se dedicar a exploração, validação e disseminação de intervenções biomédicas cientificamente documentadas para indivíduos dentro do espectro autístico, por meio da colaboração de médicos, cientistas e pais". A experiência desses grupos mostra que muitos casos de autismo podem ser causados por estresse oxidativo, metilação inadequada, disfunção das mitocôndrias e distúrbios na sulfatação. Todos esses processos estão interligados, afetam a expressão dos genes e provocam uma cascata de eventos que acabam atingindo o cérebro e provocando a alteração que chamamos de autismo. Na visão DAN!, o comportamento autista se mantém em um tripé que envolve os sistemas imunológico, intestinal e endócrino. Esse protocolo baseia-se em tratar o autismo por meio do comportamento do processo metabólico de cada indivíduo.

Estudos epidemiológicos mostram que a incidência de autismo está aumentando em todo o mundo. A melhoria do diagnóstico, uma maior conscientização da síndrome e o conhecimento mais detalhado pelos profissionais podem explicar em parte este aumento. O diagnóstico precoce tem uma importância vital no tratamento do autismo, pois pode melhorar mais rapidamente a qualidade de vida do indivíduo, bem como evitar o agravamento de alguns sintomas. Acredita-se que fatores genéticos e ambientais podem afetar o desenvolvimento da síndrome. O TEA é multifatorial, envolve vários genes e gatilhos ambientais, além de atingir o indivíduo de diversas formas e em várias combinações de manifestações, exigindo um conjunto amplo de intervenções no tratamento. É importante fazer um diagnóstico adequado quando os primeiros sintomas de autismo começam a aparecer, podendo ser os gastrointestinais, metabólicos e comportamentais.

O tratamento convencional baseia-se na combinação de terapia comportamental e farmacológica. Aliar a terapia nutricional ao tratamento tem se mostrado necessário diante de pesquisas que emergiram na última década em especial, tanto quanto das experiências positivas alcançadas pelos pais.Assim, uma parte importante do tratamento do autismo é melhorar o estado nutricional do paciente para impedir o aparecimento ou agravamento dos sintomas que podem ser diretamente relacionados à qualidade da ingestão alimentar. Adotar dietas ligadas às necessidades nutricionais e preferências alimentares do paciente é necessário desde o início do diagnóstico bem como o monitoramento contínuo da dieta e estado nutricional do indivíduo com TEA para manter suas necessidades supridas durante todo o seu desenvolvimento e convivência com a síndrome. É comum tanto a obesidade/sobrepeso destes indivíduos quanto a magreza excessiva causada pela inadequação alimentar.

Muitas vezes, apenas a intervenção dietética não é suficiente para tratar eficazmente o autismo. Deficiências dietéticas devido à dieta especial restritiva, problemas de má absorção devido à falta de enzimas digestivas e/ou à flora intestinal anormal, necessidade de quantidade acima do normal devido a metabolismo anormal ou erros inatos do metabolismo, ajuda com a desintoxicação de químicos, prevenção/tratamento de estresse oxidativo, ou uma contribuição para a saúde geral do paciente, devem ser situações consideradas para a inclusão de suplementos alimentares, como vitaminas, minerais, aminoácidos e ácidos graxos ômega 3.Uma dieta com suplementação adequada, eliminando e introduzindo nutrientes às necessidades individuais do paciente, também pode levar ao alívio dos sintomas do autismo.

Revendo o Autismo

Baseando-se na definição atual de autismo do Autism Research Group (Grupo de Pesquisa para o Autismo) da Western Ontario University, podemos dizer que autismo é uma desordem comportamental derivada de mudanças que ocorrem em certas áreas do cérebro da criança. As causas biológicas para essas mudanças permanecem desconhecidas. Apesar de não se encontrarem alterações cerebrais específicas que possam ser apontadas como as causadoras da sintomatologia do autismo, estudos recentes têm observado mudanças súbitas em algumas áreas cerebrais como o cerebelo e, principalmente, um aumento moderado do tamanho e peso cerebral, que parece acontecer durante a primeira infância. Fatores genéticos ou a exposição do cérebro em desenvolvimento a alguma toxina ambiental ou infecção pode ser a causa dessas anormalidades. **O impacto cerebral pode piorar durante a vida, enquanto o indivíduo é continuamente exposto a tais fatores ambientais, ou entre aqueles com incapacidade de quebrar e se livrar dessas toxinas.**

Uma das áreas cerebrais que também se mostra alterada é a conhecida como sistema límbico. Ela está envolvida nas atividades complexas como encontrar significado nas experiências sensoriais e perceptivas, no comportamento social, na emoção e na memória. Também é responsável pelo controle de complexos movimentos habituais como aprender a se vestir e se lavar ou participar de atividades coletivas. Mantém diversos processos desde a criatividade artística, o aprendizado de uma habilidade, reconhecimento de estruturas faciais, a ligação emocional, a agressão e o vício. Então, anormalidades nessa área cerebral cortam ou proporcionam impressões distorcidas da realidade, levando à inabilidade de efetivamente se relacionar com o mundo a sua volta, provocando um isolamento social. As maiores concentrações de receptores opioides no sistema nervoso central estão localizadas no sistema límbico. Apesar dos opioides não exercerem ações analgésicas nessa região, eles provavelmente afetam o comportamento emocional.

Desordens da química cerebral, particularmente envolvendo os neurotransmissores dopamina e serotonina, que protagonizam um papel importante no movimento e funcionamento do sistema límbico, têm sido apontadas.

Pessoas com autismo podem ficar presas a um mundo de comportamentos ritualísticos. Com variável incapacidade de interagir com as pessoas a sua volta. Uma pequena parcela mostra uma notável habilidade para executar algumas tarefas como tocar piano, executar cálculos matemáticos complexos, enquanto ao mesmo tempo não conseguem se alimentar sozinhos ou se vestir.

Descobertas recentes sugerem anomalias no sistema digestivo, e estudos mostraram que os sintomas de alguns pacientes são agravados por determinados fatores dietéticos que resultam possivelmente das alterações de populações bacterianas no sistema digestivo.

Há recentes evidências de processos inflamatórios em curso no cérebro. Isso sugere que as alterações no sistema imunológico ou em alguns fatores ambientais possam contribuir para o autismo também.

Parece que esses agressores biológicos estão alterando diretamente ou indiretamente a função do cérebro em níveis variados. Entretanto, uma hipótese unificadora para essa desordem devastadora que considera todas essas observações, ainda não foi encontrada.

As Várias Condições de Autismo

Descobri também que há três grandes grupos em que o autismo se manifesta de formas distintas e classifiquei-os como: autismo clássico, autismo regressivo e autismo súbito. Embora só tenhamos ouvido falar do autismo clássico e do regressivo, percebi que na verdade existem três formas de o autismo se manifestar.

O *autismo clássico* seria aquele em que a criança apresenta os sintomas desde o nascimento e o seu desenvolvimento é uniforme durante toda a infância. O *autismo regressivo* seria aquele em que mesmo a criança apresentando sintomas de autismo ou atraso nos marcos do desenvolvimento, consegue ter ganhos e várias aquisições de habilidades, mas em determinado momento perde as habilidades adquiridas. Esse foi o caso de meu filho. O *autismo súbito* seria aquele em criança é absolutamente normal, sem nenhum sintoma ou atraso no desenvolvimento e de repente, por alguma razão, começa a apresentar os sintomas em curto espaço de tempo.

A Dra. Martha Herbert, neuropediatra de Harvard, é uma das médicas mais conceituadas no campo do autismo atualmente. Em uma entrevista para a Discover Magazine em 2007, ela falou: "Eu não vejo mais o autismo como uma desordem do cérebro, mas uma desordem que afeta o cérebro. O que nós temos hoje é um quadro mais compreensivo das características do autismo, um quadro que inclui anormalidades no comportamento, no aprendizado, no sistema sensorial e motor, no sistema gastrointestinal, no sistema cerebral e no sistema endócrino. (...) O que eu acredito que esteja acontecendo é que os genes e o ambiente interagem, tanto num feto quanto numa criança pequena, mudando a função celular em todo o corpo, que depois afetam os tecidos e o metabolismo de órgãos vulneráveis. E é a interação dessa coleção de problemas que leva a alteração do processo sensorial e prejudica a coordenação do cérebro. Um cérebro com esses tipos de problemas produz os comportamentos anormais que chamamos de AUTISMO".

Estudos epidemiológicos mostram que a incidência de autismo está aumentando em todo o mundo. A melhoria do diagnóstico, uma maior conscientização da síndrome e o conhecimento mais detalhado pelos profissionais podem explicar em parte este aumento. O diagnóstico precoce tem uma importância vital no tratamento do autismo, pois pode melhorar mais rapidamente a qualidade de vida do indivíduo, bem como evitar o agravamento de alguns sintomas. Acredita-se que fatores genéticos e ambientais podem afetar o desenvolvimento da síndrome. O TEA é multifatorial, envolve vários genes e gatilhos ambientais, além de atingir o indivíduo de diversas formas e em várias combinações de manifestações, exigindo um conjunto amplo de intervenções no tratamento. É importante fazer um diagnóstico adequado quando os primeiros sintomas de autismo começam a aparecer, podendo ser os gastrointestinais, metabólicos e comportamentais.

O tratamento convencional baseia-se na combinação de terapia comportamental e farmacológica. Aliar a terapia nutricional ao tratamento tem se mostrado necessário diante de pesquisas que emergiram na última década em especial, tanto quanto das experiências positivas alcançadas pelos pais.Assim, uma parte importante do tratamento do autismo é melhorar o estado nutricional do paciente para impedir o aparecimento ou agravamento dos sintomas que podem ser diretamente relacionados à qualidade da ingestão alimentar. Adotar dietas ligadas às necessidades nutricionais e preferências alimentares do paciente é necessário desde o início do diagnóstico bem como o monitoramento contínuo da dieta e estado nutricional do indivíduo com TEA para manter suas necessidades supridas durante todo o seu desenvolvimento e convivência com a síndrome. É comum tanto a obesidade/sobrepeso destes indivíduos quanto a magreza excessiva causada pela inadequação alimentar.

Muitas vezes, apenas a intervenção dietética não é suficiente para tratar eficazmente o autismo. Deficiências dietéticas devido à dieta especial restritiva, problemas de má absorção devido à falta de enzimas digestivas e/ou à flora intestinal anormal, necessidade de quantidade acima do normal devido a metabolismo anormal ou erros inatos do metabolismo, ajuda com a desintoxicação de químicos, prevenção/tratamento de estresse oxidativo, ou uma contribuição para a saúde geral do paciente, devem ser situações consideradas para a inclusão de suplementos alimentares, como vitaminas, minerais, aminoácidos e ácidos graxos ômega 3.Uma dieta com suplementação adequada, eliminando e introduzindo nutrientes às necessidades individuais do paciente, também pode levar ao alívio dos sintomas do autismo.

Impactos no Desenvolvimento das Crianças com Autismo

Estudos científicos atuais apontam, cada vez mais, para uma gama de desequilíbrios fisiológicos e metabólicos no organismo das nossas crianças com autismo. Com referência aos resultados desses estudos encontramos:

- Presença de inflamação crônica específica do trato gastrintestinal denominada pelos autores como enterocolite autística.
- Alta incidência de gastrite, esofagite e refluxo gastroesofágico.
- Deficiência na produção de enzimas digestivas e detoxificantes.
- Aumento da permeabilidade intestinal pela agressão à barreira intestinal imune (CMIS - Common Mucosal Immune System).
- Deficiências nutricionais vitamínicas e minerais.
- Agressão cerebral pelos opioides componentes da dieta (glúten e caseína), fenóis, salicilatos, oxalatos.
- Deficiência de ácidos graxos como o ômega 3.
- Acúmulo de metais pesados no organismo.
- Disbiose intestinal com proliferação de fungos e bactérias agressoras.

- Alteração da resposta imune com presença de marcadores inflamatórios tanto em nível cerebral quanto periférico.
- Alergias alimentares múltiplas.
- Deficiência da produção e transporte de neurotransmissores como a serotonina, dopamina, melatonina e ocitocina.
- Alteração da perfusão sanguínea cerebral.
- Alterações do tamanho e peso cerebral.
- Alterações microcolunares no cerebelo e outras em regiões como as amídalas cerebrais, corpo caloso e outros.
- Níveis de amônia sanguínea elevados.
- Alterações nos mecanismos celulares de sulfatação e metilação.

Todas essas pesquisas nos alertam para a quantidade de desequilíbrios metabólicos que ocorrem e que precisam de investigação e intervenção, e nos demonstram claramente uma estreita relação entre a saúde do intestino e o correto funcionamento cerebral.

Quais teriam sido então os fatores desencadeantes desses desequilíbrios? A exposição a toxinas, viroses, metais pesados, antibióticos e alterações imunes inatas agindo sobre uma predisposição genética subjacente são as possibilidades aventadas atualmente. Combinações sinérgicas desses fatores são muito possíveis. Portanto, para empreendermos uma intervenção terapêutica adequada é imprescindível estabelecer as prioridades específicas para o tratamento de cada criança individualmente, com extrema atenção aos sintomas metabólicos que ela possa apresentar.

É importante ressaltar que algumas crianças apresentam os sintomas de autismo como comorbidade de uma doença neurológica subjacente como síndrome do X Frágil, síndrome de Down, neurofibromatose e outras condições clínicas que também precisam de acompanhamento constante. Há também crianças que apresentam epilepsia e necessitam de controle com medicamento correto.

Donna Williams, uma autista adulta, que teve grande ajuda por meio de dieta e tratamento biomédico, relata em seu site que há diferentes subgrupos com sintomas metabólicos diferentes sob o nome da palavra "autismo". Uma pessoa com autismo pode estar em um, em vários ou em nenhum destes subgrupos. Há exames invasivos que ajudam a determinar onde o autista em questão está posicionado.

Alguns grupos se apresentam da seguinte forma:

- Oitenta por cento das pessoas no espectro autista não podem digerir laticínios e glúten por várias razões diferentes (Shattock, Universidade de Sunderland).
- Sessenta por cento das pessoas no espectro autista não podem usar salicilatos por várias razões diferentes (Waring, Universidade de Birmingham).
- Vinte por cento das pessoas no espectro autista têm IgA salivar baixo, e 8% não têm IgA salivar por várias razões diferentes (Gupta).
- Há também aqueles que são intolerantes ao fenol.
- Há os que não podem ingerir comidas com pigmentos amarelos e alaranjados.
- Há os que não podem comer amido, inclusive batatas, arroz e milho.
- E os que apresentam alergias a comidas específicas que podem afetar severamente a maneira como eles processam as informações, e assim por diante.

O Início da Dieta sem Glúten e sem Leite

A história da interferência dos peptídeos de glúten e caseína nas desordens mentais é quase tão antiga quanto o próprio autismo. Em meados da década de 1960, Dohan começou a sugerir que a ingestão de glúten poderia ser um fator causal da esquizofrenia.

No início da década de 1970, peptídeos com atividade imitando a morfina, foram descobertos como um produto fisiológico normal do metabolismo de seres humanos. Esses peptídeos são chamados de endorfinas e são liberados no organismo em situações tanto de prazer, quanto de estresse ou dor.

O peptídeo mais conhecido de todos, provavelmente, é a beta-endorfina, que atraiu muito interesse e pesquisas nos anos 70. Em 1979, Jaak Panksepp, um renomado pesquisador mundial na área do comportamento em animais, publicou um documento que pela primeira vez identificou similaridades entre os sintomas de autismo e os efeitos das beta-endorfinas em seres humanos e animais. Esse artigo chamou a atenção de Paul Shattock, médico, pesquisador e pai de autista, que realmente ligou muitos dos comportamentos apresentados por seu filho à pesquisa feita por Panksepp.

No início dos anos de 1980, entra em cena Karl Reichelt, que estendeu a hipótese da interferência do glúten na esquizofrenia para o autismo. Ele demonstrou diferenças entre os peptídeos urinários de pessoas com e sem autismo. Reichelt descreveu dois padrões básicos:

- Um grupo em que os sintomas apareceram muito cedo (e correlacionou ao leite que a criança toma desde o nascimento).
- E outro grupo em que os sintomas apareceram mais tarde (e correlacionou a entrada mais tardia do glúten na dieta).

Em 1988, Gillberg detectou elevados níveis de algumas substâncias conhecidas na época por pseudo-endorfinas (substância com atividade opióide) no líquido cefalorraquidiano de alguns autistas.

Foi somente no final da década de 1980 que os noruegueses, comandados por Ann-Marie Knivsberg, publicaram os primeiros estudos sobre a efetividade da dieta sem glúten e sem caseína na melhora dos sintomas do autismo. No entanto, esse estudo foi amplamente ignorado.

Durante todo esse tempo, as pesquisas nunca pararam e tanto o grupo inglês quanto o norueguês até então não haviam sido sequer convidados para apresentar seus trabalhos em uma conferência. Então, em 1988, os ingleses organizaram uma conferência na Universidade de Durham que passou a ter um calendário anual com a participação de seus centros de estudos favoritos além de a Noruega – a França, a Holanda, a Itália e os Estados Unidos. Em 1990, o grupo de Shattock começou a publicar os estudos científicos formalmente, e o assunto passou a ter domínio público.

Diversos efeitos são observados quando os peptídeos opioides se elevam na corrente sanguínea, entre eles estão: a alteração do nível de acidez estomacal, alteração da motilidade intestinal e redução do número de células nervosas do sistema nervoso central e consequente alteração na neurotransmissão.

Foi a partir de 1991 e entre 1995, com o surgimento da rede mundial de computadores e os grupos de discussão de pais do Yahoo, que a dieta sem glúten e sem caseína passou a ser mais divulgada. Foi nessa época que mães pioneiras como Lisa Lewis e Karen Seroussi começaram a utilizar a dieta com seus filhos e a obter grandes melhoras. Os filhos de Karen hoje são considerados completamente recuperados. Karen e Lisa mantêm até hoje um site na internet para apoio e divulgação da dieta SGSC, o *http://www.autismndi.com.*

Mas, Afinal, o Que são Peptídeos Opioides?

Quando ingerimos um alimento, ele passa pela ação de enzimas digestivas que são encarregadas de quebrá-lo e transformá-lo em blocos construtores para serem aproveitados pelo organismo em suas várias funções metabólicas. A ação enzimática se realiza em quatro áreas: nas glândulas salivares, no estômago, no pâncreas e nas paredes do intestino delgado. Cada enzima é capaz de "dissolver" apenas uma substância específica. Portanto, uma enzima capaz de digerir uma proteína não pode digerir carboidratos ou vice-versa, por exemplo.

As proteínas são quebradas em aminoácidos; as gorduras, em ácidos graxos e os carboidratos, em açúcares. As proteínas são longas cadeias de aminoácidos. As que causam mais problemas em autistas são as proteínas do leite, do glúten e da soja. Essas são proteínas mais longas e complexas do que as outras proteínas alimentares e precisam de muito trabalho e perfeita condição das enzimas digestivas para serem quebradas em partículas de aminoácidos únicos. Quando essas proteínas não são quebradas adequadamente e continuam formando cadeias de dois ou mais aminoácidos, essas cadeias são denominadas de peptídeos. Os peptídeos do glúten e da caseína possuem o mesmo efeito de droga da morfina e de opioides, por isso recebem o nome de gluteomorfina e caseomorfina. Uma vez que estes peptídeos estejam na corrente sanguínea, eles podem se ligar aos receptores de opiatos no cérebro, causando toda a gama de sintomas dessas drogas.

Os aminoácidos são muito pequenos e podem ser absorvidos pela parede intestinal, indo parar no sangue. Depois disso, os aminoácidos são novamente colocados juntos em diferentes combinações para formar peptídeos e proteínas outra vez. Assim, eles são usados para formar estruturas importantes no corpo, como os músculos, ou para enviar mensagens para todo o corpo, como os hormônios e os neurotransmissores. Durante a digestão, muitas proteínas não são quebradas adequadamente permanecendo como peptídeos, mas esses peptídeos não passam pela parede intestinal entrando assim na corrente sanguínea ao menos que a barreira esteja danificada, ficando assim muito permeável ou aberta. Quando a parede intestinal está danificada, moléculas grandes de comida potencialmente perigosas podem vazar do intestino, indo parar na corrente sanguínea. Essa condição é chamada de "intestino permeável".

No livro *The Kid Friendly ADHD and Autism Cookbook*, as autoras Pamela J. Compart e Dana Laake fazem uma correlação muito interessante para os aminoácidos. Pense nos aminoácidos como se fossem letras. Os peptídeos seriam as palavras formadas por estas letras. Dependendo de como as letras (aminoácidos) são arrumadas, diferentes palavras (peptídeos) são formadas. O corpo reconhece essas palavras. No entanto, se a arrumação das letras não formar uma palavra, o corpo considera essa palavra como estrangeira. Dessa maneira, se a parede intestinal estiver danificada, o corpo pode considerar os peptídeos que entram na corrente sanguínea como estrangeiros. Se eles não forem reconhecidos, o corpo envia células especializadas para se livrar deles (reação alérgica). Mas se os peptídeos forem palavras que o corpo reconhece, ele permite que esses peptídeos fiquem. Se as palavras tiverem receptores no cérebro (no caso, receptores opiáceos) elas podem atravessar a barreira cerebral e enviar sinais. Se esses sinais não forem os que normalmente devem ser enviados, pode haver um curto circuito no funcionamento do cérebro. Isso pode contribuir com muitos sintomas vistos em crianças dentro do espectro autista. Esses peptídeos opioides têm sido encontrados no fluido espinhal e na urina de crianças com autismo.

Muitas crianças do espectro autista são loucas por alimentos a base de leite e glúten a ponto de os pais a considerarem viciadas nesses produtos. É muito comum no autismo, ver crianças que só se alimentam de leite, ou iogurte, biscoitos e massas. A criança pode não querer se alimentar de outros alimentos porque eles não vão lhe dar o "prazer" que esses alimentos lhe dão, exatamente como uma droga. É por esse motivo também que algumas crianças reagem violentamente quando entram na dieta, é a reação de abstinência pela retirada de "sua droga". Como esses peptídeos opiáceos imitam o efeito de uma droga, eles reagem com áreas do cérebro e se comportam como drogados.

Como o Comportamento É Alterado?

Como os peptídeos imitam o efeito provocado pelas drogas, basta você reparar no comportamento de um drogado. As áreas mais afetadas são a fala e o sistema vestibular. Os sintomas podem ser: falar sem parar ou emitir sons intermináveis; ter dificuldades com o controle dos músculos faciais e na coordenação das palavras. Não apresentam muito equilíbrio; querem estar sempre em movimento, não conseguem parar ou podem apresentar movimentos robóticos. O comportamento social também é muito alterado. Socialmente podem se apresentar "alucinados" ou muito quietos, fechados em si mesmos. Podem dar risadas ou se mostrarem enfurecidos sem motivo aparente. Outro sintoma é a ausência de dor. Como os opiáceos imitam o efeito da morfina, e ela é um excelente analgésico, as crianças com autismo podem demonstrar uma grande tolerância à dor.

Outro fator muito importante preconizado por Jean Ayres, grande pesquisadora da terapia de integração sensorial, é que o glúten provoca alterações sensoriais. Inicialmente, ela aconselha firmemente a sua retirada para que a terapia consiga resultados plenos. Essa alteração sensorial pode explicar muitos comportamentos vistos em nossas crianças autistas, como:

Tato – A criança se incomoda ou sente dor ao cortar o cabelo, as unhas, ao pentear-se ou ao escovar os dentes. Incomodam-se com as etiquetas de roupas, meias, sapatos, ou qualquer roupa. Se auto-agridem e podem quer usar roupas fora da estação.

Audição - Hipersensibilidade auditiva. Incomodam-se ou assustam-se com barulhos de aspirador de pó, liquidificador, descargas sanitárias. Tampam os ouvidos constantemente. Alteram-se em lugares como shoppings e festas.

Paladar e Olfato - Alguns tendem a cheirar tudo. Ensalivam as mãos constantemente. Não sentem mau cheiro ou se alteram com determinados cheiros. O paladar é alterado, não sentem os verdadeiros sabores. Só comem alimentos com determinadas texturas.

Visão - hipersensibilidade visual. Ficam fascinadas com objetos em movimento.

O Papel do Intestino

O papel que o intestino desempenha no organismo é maior do que muitos podem imaginar. Na realidade, esse órgão é bem mais do que um "tubo" com entrada para os alimentos e saída para o que sobrou deles. O intestino talvez seja o órgão mais importante para a manutenção da saúde em geral. O intestino é responsável pela digestão dos alimentos, absorção dos nutrientes, pelo bloqueio de elementos nocivos e pela entrada e saída de água - substância imprescindível à vida.

Quando falamos em neurônios, pensamos imediatamente no cérebro. É surpresa para muitos saber que no intestino há uma rede de 300 milhões de neurônios. Ele fabrica melatonina e mais de 40 substâncias para a rede neuroendócrina e imunológica, inclusive a acetilcolina e 90% da serotonina, neurotransmissor estreitamente relacionado aos distúrbios do comportamento visto no espectro autista. Como se percebe, não podemos subestimar a importância desse órgão para o bem-estar do cérebro e a nutrição do organismo.

A parede do intestino chamada de epitélio ou mucosa intestinal é totalmente coberta por vilosidades. Dobras minúsculas que parecem pequenos dedos. Essas vilosidades quando observadas com um microscópio apresentam outros vilos ainda menores, que são as microvilosidades. Nas microvilosidades atuam as enzimas digestivas.

Os enterócitos, as células que recobrem o epitélio, são os responsáveis em quebrar o alimento e proporcionar a nutrição do organismo. Estas células nascem no fundo desses vilos maiores e atingem o topo deles num ciclo de três dias. A produção de enterócitos é mantida pela boa flora intestinal.

As pessoas com autismo não têm uma renovação adequada de enterócitos devido à disbiose intestinal. O exército de bactérias do mal está em vantagem. Além disso, os enterócitos nas pessoas com autismo sofrem de "envelhecimento precoce". Já nascem muito fracos com baixa produção de enzimas. A quebra das proteínas é o processo mais prejudicado.

A DPP IV é a enzima que quebra os peptídeos de glúten e caseína. Alguns fatores apontados como causadores de alterações na enzima DPP IV são: pesticidas, fungicidas, certos antibióticos, chumbo e cobre em excesso. Devido a disfunções de metilação e sulfatação, o acúmulo desses produtos não é raro ser encontrado em autistas enfraquecendo assim a função da enzima DPP IV.

Disbiose Intestinal – Como Acontece e que Fatores Propiciam seu Desenvolvimento?

A disbiose intestinal encontra meios para se desenvolver desde a hora do parto. Há pesquisas documentando que crianças nascidas de parto cesáreo têm conteúdo de lactobacilos e bifidobactérias (bactérias probióticas) significativamente inferior ao das crianças nascidas de parto normal.

Logo após o nascimento, inicia-se a alimentação. Crianças que utilizam outro leite que não seja exclusivamente o materno possuem nível menor de probióticos e um número maior de bactérias patogênicas.

Outros dois agravantes da disbiose intestinal já no recém-nascido são os casos de hospitalização e o uso de antibióticos. É importante saber que as bactérias que primeiro colonizarão a criança, após o nascimento, vêm do canal de parto, fezes maternas e do meio ambiente em que ela está. Se a mãe apresentar uma flora intestinal desequilibrada, fatalmente passará esta herança para o filho. Além de tudo isso, algumas mães estão introduzindo, cada vez mais cedo na alimentação de seu filho, alimentos ricos em açúcar promotores da disbiose intestinal, em qualquer idade. No ano de 2009, foi feita uma pesquisa pela Unifesp (Universidade Federal de São Paulo) com 270 pais de menores frequentadores de berçários e creches públicas da capital paulista. O estudo apontou que 67% dos bebês experimentaram, antes dos três meses de idade, alimentos industrializados como macarrão instantâneo, açúcar refinado, suco de frutas artificial e até mesmo salgadinhos e embutidos. Até os doze meses, o açúcar atinge o índice de 87% e o mel, 73%.

Todo esse processo agrava-se com o passar dos anos, levando aos mais diversos quadros patológicos. A disbiose intestinal somada a uma disfunção imunológica, agravada por fatores ambientais e a hiperpermeabilidade da mucosa intestinal, parecem ser os detonadores do espectro autista em muitos casos ou, ao menos, os fatores determinantes para o agravamento dos comportamentos autísticos.

O Intestino Permeável

Parece haver muitas razões para o problema do intestino permeável em indivíduos autistas, tais como infecções por vírus, infecção por levedura, inflamação da mucosa intestinal, uso contínuo de antibióticos nos primeiros meses de vida, doenças no intestino como as documentadas pelo Dr. Andrew Wakefield, gastropediatra inglês que tem contribuído muito com pesquisas e tratamento no autismo. Wakefield fala em hiperplasia nodular linfóide e enterocolite do tipo autística, uma inflamação do cólon tão específica que é somente encontrada em seus pacientes autistas.

Talvez o fator mais importante de todos para a contribuição do intestino permeável em autistas seja a deficiência na sulfatação. Essa deficiência é um dos campos detalhados e bem pesquisados no autismo principalmente pelo trabalho de Rose Marie Waring. A sulfatação regula o funcionamento dos glicosaminoglucanos, que são polissacarídeos com carga negativa que atraem íons positivos e água, mantendo assim a integridade do tecido celular. Entre tecido celular, está incluída a mucosa da parede intestinal e a barreira hemato-encefálica. Sem sulfatação, os glicosaminoglucanos não podem desempenhar o seu papel de manter a integridade celular, ou seja, de manter o papel de "cimento" entre as células e fazer com que elas se mantenham compactas, unidas.

Isso provoca o intestino permeável, que é o aumento do espaço entre as células e ainda mais grave: enfraquece a barreira cerebral fazendo com que qualquer material danoso que caia na corrente sanguínea (peptídeos opioides, metais pesados, químicas) atinja o cérebro em cheio.

Alguns estudos mostram que a composição da microbiota intestinal de autistas é diferente da microbiota de indivíduos típicos com cepas e quantidades diferenciadas. Como as bactérias intestinais são responsáveis por atividades como a fermentação de carboidratos não digeridos, absorção de ácidos graxos de cadeia curta, pela síntese de vitaminas, estimulação do sistema imunológico, pelo controle de bactérias patogênicas, um desequilíbrio nessa composição pode causar dor de cabeça, gases, refluxo, azia, má digestão, constipação, diarreia, que afetam o comportamento, levando a autoagressão de natureza e intensidade variadas, estereotipias mecânicas, como situações variadas onde esteja sempre de bruços ou em posição de feto, beliscões no corpo e nos olhos, bater a cabeça, são sintomas comuns.

Além disso, os metabólitos produzidos por algumas bactérias encontradas somente no trato intestinal de autistas interferem na biossíntese de neurotransmissores. Um estudo de 2013 mostrou que, quanto menor a presença de flora benéfica, maiores e mais graves os sintomas comportamentais de autismo, sem necessariamente mostrar sintomas físicos.

Quando a digestão é pobre e o intestino muito permeável devido às alterações citadas, os nutrientes dos alimentos não são adequadamente absorvidos. Isso leva à deficiência nutricional que pode afetar toda a função celular, inclusive a baixa função cerebral.

Opiáceos podem ser criados pela digestão incompleta do glúten e da caseína, levando a sintomas de excesso de opiáceos: pensamentos conturbados e desfocados levando à falta de concentração e dificuldade de aprendizado, insensibilidade a dor, alteração dos sentidos com comportamentos inadequados e irritabilidade.

A enzima DPP IV é responsável por degradar peptídeos ricos em prolina, como o glúten. Níveis séricos baixos desta enzima são mais frequentes em indivíduos com autismo e podem resultar em excesso de peptídeos opioides que interferem em neurotransmissores e no funcionamento do cérebro. Isso pode ser explicado como uma reação ao glúten não celíaca. Além disso, essa enzima interfere na neurofisiologia do cérebro, provocando neuroinflamação.

Alguns dados mostram que um subconjunto de crianças com autismo exibe aumento da reatividade imune ao glúten e à caseína, que está associada com a presença de sintomas gastrointestinais, mas não com a doença celíaca.

Alguns estudos que suportam esta intervenção

- Barbara O. McElhanon, MDa, Courtney McCracken, PhDa, Saul Karpen, MD, PhDa, and William G. Sharp, PhD. **Gastrointestinal Symptoms in Autism Spectrum Disorder: A Meta-analysis**. (Os sintomas gastrointestinais no Transtorno do Espectro do Autismo: Meta análise). Pediatrics Vol. 133 No. 5 May 1, 2014 pp. 872 -883
- Drago S1, El Asmar R, Di Pierro M, Grazia Clemente M, Tripathi A, Sapone A, Thakar M, Iacono G, Carroccio A, D'Agate C, Not T, Zampini L, Catassi C, Fasano A. **Gliadin, zonulin and gut permeability: Effects on celiac and non-celiac intestinal mucosa and intestinal cell lines**. (Gliadina, zonulina e permeabilidade intestinal: Efeitos sobre a doença celíaca e mucosa intestinal não celíaca e linhas de células intestinais.) ScandinavianJournal of Gastroenterology. 2006 Apr;41(4):408-19.
- Dae-WookKang , Jin Gyoon Park , ZehraEsraIlhan, GarrickWallstrom, Joshua LaBaer, James B. Adams, Rosa Krajmalnik-Brown. **Reduced Incidence of Prevotella and Other Fermenters in Intestinal Microflora of Autistic Children**. (Redução da incidência de Prevotella e Outras bactérias fermentadoras na microflora Intestinal de crianças autistas). PlosOne, July 3, 2013.
- Finegold SM1, Molitoris D, Song Y, Liu C, Vaisanen ML, Bolte E, McTeague M, Sandler R, Wexler H, Marlowe EM, Collins MD, Lawson PA, Summanen P, Baysallar M, Tomzynski TJ, Read E, Johnson E, Rolfe R, Nasir P, Shah H, Haake DA, Manning P,

Kaul A. **Gastrointestinal Microflora Studies in Late-Onset Autism**. (Estudos da Microflora intestinal no autismo regressivo). ClinicalInfectionDesease, 2002 Sep1; 35(Suppl 1):S6-S16.

- Nga M. Lau, Peter H. R. Green, Annette K. Taylor, Dan Hellberg, Mary Ajamian, Caroline Z. Tan, Barry E. Kosofsky, Joseph J. Higgins, Anjali M. Rajadhyaksha, Armin Alaedini. Markers of Celiac Disease and Gluten Sensitivity in Children with Autism. (Os marcadores da doença celíaca e sensibilidade ao glúten em crianças com autismo). Plos One, June 18, 2013.
- ShahidBashira, Laila AL-Ayadhi. Alterations in plasma dipeptidyl peptidase IV in autism: A pilot study.(Alterações no plasma da dipeptidil peptidase IV no Autismo: um estudo piloto). Neurology, Psychiatry and Brain Research Volume 20, Issue 2, June 2014, Pages 41-44
- Van De Sande MM, Van Buul VJ, Brouns FJ. Autism and nutrition: the role of the gut-brain axis.(Autismo e nutrição: o papel do eixo intestino-cérebro). Nutrition Research Reviews 2014 Dec;27(2):199-214

Deficiência de Nutrientes

A deficiência nutritiva é comum no autista devido à restrição e preferência alimentar, à baixa qualidade dos alimentos preferidos e consumidos, às dificuldades sensoriais que limitam bastante a variedade dos alimentos, aos problemas de mastigação e deglutição que muitos apresentam, às alergias e intolerâncias alimentares, às desordens gastrointestinais. Alguns textos e livros utilizam a expressão para os meninos de "carboman", aqueles que consomem apenas carboidratos refinados, como massas e biscoitos.

O desenvolvimento cerebral, a formação da bainha de mielina, as conexões das áreas cerebrais e a produção de neurotransmissores requerem o consumo de nutrientes e estes só estão disponíveis através do consumo da alimentação ou suplementação. Mesmo assim, o sistema gastrintestinal deve estar em bom funcionamento para que o alimento seja devidamente quebrado e absorvido. Para isso, é necessário melhorar a digestão e incrementar os valores nutritivos dos alimentos consumidos. Não só o desenvolvimento cerebral e seu funcionamento necessitam de nutrientes, o desenvolvimento físico, emocional e cognitivo é totalmente dependente de aminoácidos, vitaminas, minerais e ácidos graxos provenientes da alimentação.

A deficiência de nutrientes, especialmente minerais, provoca uma percepção gustativa alterada e limitada provocando uma situação bastante comum no autismo - que é um distúrbio do paladar chamado PICA, onde vemos essas crianças consumirem produtos inapropriados e perigosos, como xampus, sabonetes, colas, tintas, tijolos, podendo com isso gerar lesões no trato gastrintestinal e serem intoxicados por chumbo, mesmo em lugares e situações consideradas seguras, levando a consequências de saúde graves e ao agravamento dos sintomas da síndrome.

Aumentar a qualidade e a digestibilidade dos alimentos é uma boa iniciativa para melhorar essa questão. Deixar grãos de molho aumenta a digestibilidade dos mesmos. Outra solução interessante é disfarçar os vegetais para as "crianças difíceis". Muitas crianças com autismo são difíceis de aceitar novos alimentos. Você pode esconder os vegetais em formas de purê em alimentos, como almôndegas, hambúrgueres, molhos, muffins, panquecas, feijão...

Se for necessário, volte no tempo e vá apresentando os alimentos como se faz com um bebê. O site Alimentação e Saúde Infantil (https://alimentosaudeinfantil.wordpress.com/)apresenta dicas e cardápios valiosos.

Muitas vezes, é necessário considerar a adição de suplementação. As enzimas digestivas ajudam a quebrar os alimentos e deixar os nutrientes disponíveis para serem absorvidos. Através de um exame de fezes muito simples, chamado coprologia funcional, seu médico ou nutricionista pode saber quais alimentos não estão sendo devidamente processados e prescrever enzimas específicas. Mesmo assim, pode ser difícil consumir os níveis terapêuticos adequados de nutrientes. Suplementar com multivitâminico, minerais, aminoácidos e ômegas pode ser necessário.

Deve-se evitar ao máximo o consumo de gorduras trans, que estão presentes em produtos, como gorduras vegetais hidrogenadas, margarinas, biscoitos, pães, bolos, tortas e alimentos fritos em óleos parcialmente hidrogenados. Além de aumentar o LDL, colesterol ruim, a gordura trans também diminui o HDL, colesterol bom, aumentando o risco de doenças cardíacas. E no mundo do autismo, o interesse é maior nos efeitos negativos deste tipo de gordura no fígado. A gordura trans interfere na habilidade da enzima delta 6desaturase em converter os ácidos graxos essenciais encontrados nos alimentos nas suas formas ativas ARA, EPA e DHA, gorduras que têm um papel crucial no desenvolvimento e funcionamento cerebral.

Alguns estudos que suportam esta intervenção

- Donald J. Cohen, MD; Warren T. Johnson; Barbara K. Caparulo. **Pica and Elevated Blood Lead Level in Autistic and Atypical Children**. (Pica e nível elevado de chumbo no sangue de crianças autistas e atípicas). Am J DisChild. 1976;130(1):47-48.
- G M Pace and E A Toyer. **The effects of a vitamin supplement on the pica of a child with severe mental retardation**. Journal of Applied Behaviour Analysis. Anal. 2000 Winter; 33(4): 619-622.
- J. B. Adams, C. E. Holloway, F. George, D. Quig. **Analyses of toxic metals and essential minerals in the hair of arizona children with autism and associated conditions, and their mothers**. (Análise de metais tóxicos e minerais essenciais no cabelo de crianças com autismo do Arizona e suas mães). Biological Trace Element Research June 2006, Volume 110, Issue 3, pp 193-209.
- Kawicka A1, Regulska-Ilow B. **How nutritional status, diet and dietary supplements can affect autism. A review**. (Uma revisão de como o estado nutricional, dieta e suplementos dietéticos podem afetar o autismo). RoczPanstwZakl Hig. 2013;64(1):1-12.

Aumento de Fungos

Todos nós temos fungos e leveduras no nosso intestino em quantidades pequenas e controladas pelas bactérias benéficas, formando a nossa flora intestinal. O perigo está quando ocorre uma proliferação desordenada desses microorganismos. O fator mais influente para o aumento desordenado de fungos é o uso de antibióticos. No entanto, um sistema imunológico debilitado e uma dieta pobre em fibras também podem contribuir para o desequilíbrio, já que as fibras são uma fonte de alimentação para as bactérias probióticas. A inflamação intestinal gerada requer persistência para ser controlada.

Fungos são micro-organismos poderosos que afetam o nível de energia, a clareza de pensamentos e a saúde intestinal. Quando há o crescimento desordenado de fungos, as toxinas produzidas irritam a mucosa intestinal contribuindo para a síndrome do intestino permeável. Essas toxinas entram na corrente sanguínea e seguem até o cérebro, onde podem provocar sintomas, como alienação, confusão mental e comportamento viciado. A proliferação de leveduras pode levar a:

- Sinais comportamentais
  - Dores de cabeça
  - Riso inapropriado/inexplicável
  - Distúrbios do sono
  - Episódios de choro inexplicáveis e intermitentes
  - Dores de barriga
  - Prisão de ventre
  - Xixi na cama
  - Cólicas
  - Fadiga
  - Depressão
  - Desconcentração
  - Negligência
  - Hiperatividade
  - Raiva, agressão
  - Aumento do comportamento de autoestimulação

- Aumento da defensividade sensorial
- Ficar pulando ou escalando coisas
- Desejo por açúcar
- Confusão mental
- Letargia
- Incapacidade de aprender a usar o vaso ou a perda dessa habilidade
- Seletividade alimentar
- Platô em habilidades

- Sinais físicos
  - Na boca, sob a forma de aftas.
  - Na pele, como assaduras ou eczema.
  - Anel vermelho ao redor do ânus.
  - Erupção cutânea ou rachaduras entre os dedos dos pés ou nas articulações.

Estudos que suportam esta intervenção

- Burrus CJ. **A biochemical rationale for the interaction between gastrointestinal yeast and autism**. Med Hypotheses. 2012 Dec;79(6):784-5.
- Semon BA. **Dietary cyclic dipeptides, apoptosis and psychiatric disorders: a hypothesis**. (Dipepídeos cíclicos provenientes da dieta, apoptose e desordens psiquiátricas: uma hipótese). MedHypotheses. 2014 Jun;82(6):740-3.

Metilação, Sulfatação e Genética

Todos os que se propõem a ler e a estudar matérias, livros e palestras atuais referentes ao tratamento biomédico do autismo vão ouvir falar cada vez mais em metilação, sulfatação e epigenética.

Não nos interessa saber, aqui, explicações detalhadas e técnicas sobre esses sistemas. Os mapas metabólicos desses processos bioquímicos são bastante complicados. O que nos interessa saber é que a metilação é um processo bioquímico do corpo que ativa e silencia genes. Ela normalmente silencia genes que não são necessários para determinada célula. A ciência tem demonstrado que esse processo é influenciado pela alimentação.

Os grupos *metil* desempenham papel fundamental no controle de genes durante o desenvolvimento intrauterino e mesmo após o nascimento. Por isso, são tão vulneráveis aos padrões alimentares e ao estilo de vida.

De uma maneira bem simples, podemos dizer que a sulfatação é um processo bioquímico usado pelo corpo para se livrar das toxinas ambientais que são absorvidas pelo organismo. A Dra. Rosemary Waring descobriu que a maioria das pessoas com autismo tem deficiência de sulfatação provocado por um problema na enzima fenolsulfotransferase - PST. Mas o problema com a enzima PST parece ser mais uma inadequação na disponibilização de sulfatos do que um problema metabólico propriamente dito. A enzima PST é uma parte importante do mecanismo de desintoxicação que remove toxinas tanto do próprio processo metabólico quanto de fontes externas. Pessoas com autismo têm baixos níveis de sulfato no organismo. Quando o funcionamento da PST é preguiçoso, não há a eliminação adequada de metabolitos, toxinas e compostos fenólicos, gerando um aumento desses produtos no organismo e causando diversos sintomas que você verá mais à frente.

Os processos de sulfatação e metilação estão interligados. Além de serem processos que apresentam um elo estreito com tudo o que ingerimos e absorvemos, alterações nos ciclos de metilação e sulfatação levam a muitos dos problemas vistos no autismo em relação a:

- desintoxicação;
- eliminação de metais pesados;
- digestão;
- função imunológica;
- função celular e metabólica;
- integridade da mucosa intestinal;
- equilíbrio microbial.

Esses dois processos metabólicos estão envolvidos com a epigenética, que é a parte da ciência genética que estuda como os genes podem ser ativados ou silenciados de acordo com fatores externos, como alimentação, substâncias químicas e toxinas.

Isso nos explica um pouco sobre a predisposição genética. Nesses casos, a pessoa pode ter a predisposição para desenvolver determinada doença, mas se não houver os disparadores para que esses genes "acordem", a doença não será desenvolvida. O que tem ficado claro depois do Projeto Genoma, envolvendo milhões de dólares e muitas famílias, em que não se encontrou definitivamente um gene "defeituoso" que explique o autismo. Infelizmente, quando ouvimos falar em algum problema de saúde envolvendo genética, parece ser algo monstruoso, intratável e sem nenhuma chance de sucesso.

O que Pode Contribuir para a Expressão desses Genes?

- Intervenções durante o parto (indução, anestesia epidural, episiotomia, fórceps, sucção, drogas e cesariana).
- Vacinações, particularmente, nos primeiros meses e anos de vida, e notavelmente logo após o nascimento. Atualmente, a maioria das crianças recebe mais de 30 vacinas antes de completar três anos de idade.
- Dietas pobres em nutrientes e exposição aos vários produtos químicos, inclusive desde a idade intrauterina.
- Uso de antibióticos muito cedo.
- Infecções por candidíase adquiridas até mesmo na hora do parto.

Hoje especula-se que as condições de saúde da família podem estar facilitando a interferência dos fatores listados anteriormente. Essas condições seriam: disfunções do fígado, certos tipos de sangue, história familiar de alcoolismo, doenças inflamatórias crônicas, níveis altos de metal pesado no organismo da mãe, infecções bacterianas ou virais crônicas na mãe, entre outras. Bebês que apresentam infecção por estreptococos (PANDAS) também têm sido vistos com propensão a desenvolver o autismo.

Um estudo recente, do ano de 2014, relaciona os peptídeos derivados do trigo e do leite a alterações epigenéticas, inibindo a absorção de cisteína e predispondo indivíduos suscetíveis à inflamação e oxidação sistêmica, ao desenvolvimento do autismo, podendo ser particularmente importantes, durante a transição a partir da placenta para a nutrição pós-natal e explicando os maiores benefícios de uma intervenção com a retirada do glúten e da caseína em crianças bem pequenas.

A sulfatação é uma reação de conjugação na fase 2 de desintoxicação do fígado que torna a molécula tóxica inicial mais fácil de ser excretada e menos suscetível a exercer o seu efeito tóxico. Quando esse processo não funciona bem, não é adequado, as toxinas e as químicas provenientes do ambiente e do consumo alimentar, como alumínio, mercúrio, glutamato monossódico, e toda sorte de ingredientes artificiais, não são eliminadas corretamente, provocando um acúmulo no organismo. A sulfatação inadequada enfraquece a barreira hemato-encefálica e essas toxinas podem chegar até o cérebro e causar sintomas, como irritabilidade, agressão, hiperatividade e comportamento autolesivo, além de aumentar as possibilidades de danos celulares e cerebrais, pois as moléculas de sulfato são necessárias no cérebro para a mielinização, a formação de circuitos neurais e maturação dos dendritos. O sulfato ainda é importante para a ativação da cascata de enzimas digestivas produzidas pelo pâncreas. No intestino, é responsável por manter a integridade da mucosa da barreira intestinal através dos glicosaminoglicanos.

Estudos que suportam esta intervenção

- Coşar A, Ipçioğlu OM, Ozcan O, Gültepe M. **Folate and homocysteine metabolisms and their roles in the biochemical basis of neuropsychiatry**. (Metabolismo do folato e da homocisteína e seu papel na base bioquímica da neuropsiquiatria). Turk J Med Sci. 2014;44(1):1-9.
- David A. Geier, Janet K. Kern, Carolyn R. Garver, James B. Adams, TapanAudhya, Mark R. Geier. **A ProspectiveStudy of TranssulfurationBiomarkers in AutisticDisorders** (Um estudo prospectivo dos biomarcadores de transsulfatação nas desordens autísticas). Neurochemical Research February 2009, Volume 34, Issue 2, pp 386-393.
- Deth R, Muratore C, Benzecry J, Power-Charnitsky VA, Waly M. **How environmental and genetic factors combine to cause autism: A redox/methylation hypothesis**. (Como os fatores ambientais e genéticos se combinam para causar o autismo). Neurotoxicology. 2008 Jan 29(1):190-201. Epub 2007 Oct 13.
- James SJ1, Cutler P, Melnyk S, Jernigan S, Janak L, Gaylor DW, Neubrander JA. **Metabolic biomarkers of increased oxidative stress and impaired methylation capacity in children with autism**. (Biomarcadores metabólicos de aumento de estresse oxidativo e capacidade de metilação prejudicada em crianças

com autismo) The American Journal of ClinicalNutrition. 2004 Dec;80(6):1611-7.

- Malav S. Trivedi, Jayni S. Shah, Sara Al-Mughairy, Nathaniel W. Hodgson, Benjamin Simms, Geert A. Trooskens, Wim Van Criekinge, Richard C. Deth. **Food-derivedopioidpeptidesinhibitcysteineuptakewith redox and epigeneticconsequences** (Peptídeos opioides derivados de alimentos inibem a absorção de cisteína com redox e conseqüênciasepigenéticas). The Journal of Nutritional Biochemistry, October 2014 Volume 25, Issue 10, Pages 1011–1018
- Miller AL. **The methylation, neurotransmitter, and antioxidant connections between folate and depression**. (A conexão entre metilação, folato, neurotransmissores e antioxidants com a depresão). Alternative Medicine Review. 2008 Sep;13(3):216-26.
- S. Jill James, StepanMelnyk, Stefanie Jernigan, Amanda Hubanks, Shannon Rose and David W. Gaylor. **Abnormal transmethylation/transsulfuration metabolism and DNA hypomethylation among parents of children with autism**. (Metabolismo anormal de transmetilação /transulfatação e hipometilação do DNA entre os pais de crianças com autismo. Journal of Autism and DevevelopmentDisorder. 2008 Nov; 38(10): 1966–1975.

A Dieta Amiga do Autista

Vimos então que há quatro áreas primordialmente atingidas no autismo e que merecem ser objeto de intervenção: inflamação intestinal, sintomas gastrintestinais, anormalidades metabólicas com problemas com a desintoxicação e desequilíbrio imunológico. Qualquer tratamento para ser bem-sucedido deveria dar atenção a essas quatro áreas, logicamente com a adição de estratégias educacionais, terapêuticas e comportamentais.

Vejamos cada uma dessas áreas separadamente.

1. Alergias alimentares e má absorção de nutrientes => inflamação intestinal => anormalidades na permeabilidade intestinal => levando a mais alergias e má absorção.
   - A inflamação intestinal pode ser causada por toxinas, alergia ou sensibilidade alimentar e crescimento desordenado de bactérias. Isso pode provocar dores em geral (dores de cabeça, gases, refluxo, azia, má digestão, constipação, diarreia etc.) que afetam o comportamento. Autoagressão, estereotipias mecânicas, estar sempre de bruços ou em posição de feto, beliscões no corpo e nos olhos, bater a cabeça são sintomas comuns.
   - Quando a digestão é pobre e o intestino muito permeável, os nutrientes dos alimentos não são adequadamente absorvidos, isso

leva à deficiência nutricional que pode afetar toda a função celular inclusive acarretar uma baixa função cerebral.

- Os opiáceos podem ser criados pela digestão incompleta do glúten e da caseína, levando a sintomas de excesso de opiáceos: pensamentos conturbados e desfocados levando à falta de concentração e dificuldade de aprendizado, insensibilidade à dor, alteração dos sentidos com comportamentos inadequados e irritabilidade.

2. Aumento de estresse oxidativo => disfunção enzimática => bioquímica anormal da metilação => que leva a mais estresse oxidativo.
   - Quando a metilação não funciona adequadamente, os neurotransmissores não podem ser metilados, portanto não são "ativados" como deveriam ser, aumentando ou detonando sintomas como: ansiedade, depressão, déficit de atenção e problemas com o sono.
3. Aumento de danos toxicológicos => mais toxinas ambientais => desintoxicação danificada => que leva a maiores danos toxicológicos.
   - Quando o processo de sulfatação não funciona bem ou não é adequado, as toxinas e as químicas provenientes do ambiente e do consumo alimentar como: alumínio, mercúrio, glutamato, e toda sorte de ingredientes artificiais, não são eliminadas corretamente, provocando um acúmulo no organismo. A sulfatação inadequada enfraquece a barreira hemato-encefálica, e essas toxinas podem chegar até o cérebro e causar sintomas como: irritabilidade, agressividade, hiperatividade e comportamento autolesivo. Além de aumentar as possibilidades de danos celulares e cerebrais.
4. Infecções virais e fúngicas crônicas => desequilíbrio de TH1 e TH2 => aumento de alergia e autoimunidade => levando a mais infecções virais e fúngicas.
   - Fungos são micro-organismos poderosos que afetam o nível de energia, a claridade de pensamentos e a saúde intestinal. Quando há o crescimento desordenado de fungos, as toxinas produzidas entram na corrente sanguínea e seguem até o cérebro onde podem provocar sintomas como: alienação, falta de clareza mental e comportamento viciado. O crescimento de fungos é detonado pelo uso de antibióticos e gera uma inflamação intestinal que requer persistência para ser controlada.

Contendo os Danos e Incrementando as Chances de Sucesso

Com o início dos estudos e descobertas a cerca do autismo, achava-se que bastava retirar glúten e caseína que todo o restante era permitido. No entanto, com o desenvolvimento da dieta, os conhecimentos do mecanismo do autismo e as reações das crianças, muita coisa mudou e se aprimorou.

Hoje, os estudos de profissionais que militam somente na área de crianças autistas privilegia uma dieta que podemos considerar como Dieta Amiga do Autista. A alimentação é o único item que está estritamente ligado aos quatro ciclos descritos anteriormente. Ao implementar uma dieta para seu filho, você quebra o ciclo, qualquer que seja. Um autista pode ter problemas em um ou mais desses ciclos, às vezes em todos. A Dieta Amiga do Autista não está limitada ao que é proibido se consumir. A dieta vai além; mostra o que é permitido e necessário para a recuperação da saúde e as melhoras sobre o comprometimento do autismo.

Como podemos ver, o funcionamento do cérebro está diretamente ligado a uma cascata de eventos, com situações complexas e totalmente interligadas. Os alimentos e tudo o que ingerimos, absorvemos, metabolizamos e excretamos são as únicas coisas que estão envolvidas em todos esses acontecimentos.

O que se Deve Esperar com esta Dieta?

Por ser uma mãe que está presente em vários grupos e a que mais se manifesta em relação a dietas, estudando, cavando, procurando, relacionando..., recebo muitos e-mails de pais, ora com dúvidas, ora pedindo ajuda, ora cheios de esperanças, outras vezes desiludidos com a vida, o tratamento, a dieta e os resultados. Cada um com uma questão. Mas o que tenho percebido em todos é que vão com muita sede ao pote.

Muitos têm pouco tempo de diagnóstico, ainda estão perdidos; não têm noção do que é o autismo; têm informações deturpadas; não sabem como seu filho pode ficar daqui a dez anos. Eles veem falar deste ou daquele tratamento e produzem fantasias e se atiram aos tratamentos, mais precisamente à dieta, como se fosse a tábua de salvação que irá livrá-los do inferno do autismo. Esperam coisas absurdas, grandiosas e milagrosas. Esperam que os seus anseios, não os de seu filho, sejam resolvidos num passe de mágica. Esperam que dentro de poucos meses seu filho não será mais autista e exibirá um comportamento e um desenvolvimento igual ao de todas as crianças. Muitos não percebem que cada pequeno avanço e conquista dessas crianças não é assim tão natural que possa ser menosprezado. A tendência natural é de crescimento e ganhos, mas essas crianças podem não avançar ou até mesmo regredir, como foi o caso de meu filho. Não podemos ter a ilusão de que eles sempre melhoram, mesmo quando não fazemos nada.

Com relação à dieta, o que posso dizer - com tudo o que estudo, vejo e presencio - é que ela não faz nenhum milagre. Não vá pensando que seu filho ou qualquer outra criança deixará de ser autista ou mudará de repente. O que nós fazemos ao introduzir a dieta é facilitar a vida da pessoa afastando coisas que lhe fazem mal e, acrescentando alimentos e nutrientes que ajudem o organismo e o cérebro a desempenhar o seu papel que é desenvolver e adquirir novas habilidades.

Quando retiramos da alimentação os alimentos e produtos que os prejudicam e aumentamos a oferta de nutrientes, damos a oportunidade de o corpo trabalhar adequadamente e de os outros tratamentos serem mais bem aproveitados. Sempre faço uma analogia entre um menino muito pobre e faminto, mas determinado a ser doutor. Não adianta darlhe escola integral e deixá-lo passando fome, desnutrido, sem sapato, sem roupa ou materiais adequados, adianta? É isso o que acontece com nossos filhos. Eles podem ter a terapia mais cara do mundo doze horas por dia, o amor infinito de seus pais 24 horas por dia, mas, se suas necessidades físicas básicas não forem atendidas, essa terapia renderá muito pouco. Do mesmo modo, somente uma dieta adequada não será suficiente para o seu desenvolvimento. O conjunto, no caso do autismo, sempre funciona melhor do que as atitudes isoladas.

Glúten, caseína, corantes, glutamato, aspartame e muito açúcar são, comprovadamente, um problema comum para a maioria das pessoas. Mas a partir desse ponto, há crianças que apresentam fortes reações com outros alimentos, como milho, soja, adoçantes, mandioca, batata e alimentos ricos em fenóis. Às vezes, essas intolerâncias são tão ou mais importantes que as provocadas por glúten, caseína e outros.

No geral, o que se nota é uma diminuição (não extinção) de sintomas e um aumento de atenção, disposição e participação que facilitam o trabalho em geral e a convivência. Muitas vezes, as melhoras são tão sutis que os pais só se dão conta do que e em que seu filho melhorou quando acontece algum deslize na dieta e ele volta a apresentar sintomas que já não eram vistos, mas com tamanha intensidade que certamente o atrapalhará na aquisição de novas habilidades.

Os resultados práticos da dieta, demonstrados tanto nos estudos clínicos como na experiência de pais pelo mundo todo, são:

- Melhora do nível de concentração.
- Melhora do contato ocular.
- Diminuição do comportamento auto e heteroagressivo.
- Diminuição das estereotipias motoras e verbais.
- Impulso positivo na afetividade.
- Melhora na linguagem verbal e não-verbal.
- Resolução dos problemas gastrintestinais.
- Melhora do sono.
- No geral, observa-se um comportamento melhor em 70% das crianças que estejam sob correta aplicação da dieta.

De acordo com um estudo publicado em 2013 por Whiteleyet AL, melhoras nos sintomas centrais do autismo como na intenção social e afetiva, nos comportamentos repetitivos e estereotipados, permeiam todas as evidências existentes. Uma das mudanças mais consistentemente relatadas é o uso intencional da comunicação expressiva e receptiva. Tão interessante quanto as melhoras nos sintomas centrais da síndrome, são os registros de melhoras nos sintomas periféricos, como: melhoras na atenção e concentração, no comportamento autolesivo, na coordenação motora, hiperatividade e comportamento impulsivo. Como qualquer intervenção para o autismo, a intervenção nutricional pode funcionar melhor para uns do que para outros e até mesmo não funcionar para alguns, dependendo muito da heterogeneidade e comorbidades apresentadas. Não há até o momento critérios que identifiquem quem irá responder a esta intervenção e como, restando aos pais e profissionais a decisão e tentativa. De acordo com o Protocolo de Sunderland, Universidade onde toda a história da dieta sem glúten e sem caseína começou ainda na década de 1980, é necessário no mínimo de três meses de exclusão total de glúten e caseína para poder se fazer alguma avaliação, e que após cinco meses de dieta houve uma redução de apenas 25% dos peptídeos opioides na urina dos casos estudados. Em muitos casos só foi possível observar melhoras significativas após 7 a 9 meses de retirada total dos dois itens. E há registros de um caso analisado pela equipe em que as melhoras só vieram após dois anos de dieta. Uma boa média para fazer uma avaliação da intervenção nutricional, de acordo com a ESPA Research, é uma dieta totalmente isenta de glúten e leite por seis meses.

Colocando a Dieta em Prática – Como Começar

A mudança alimentar é complexa quando comparamos ao padrão alimentar desorientado de muitas famílias atualmente. Não é simplesmente a retirada do glúten ou da caseína, envolve todo um processo de educação alimentar com a inclusão de comida caseira e refeições balanceadas e constituídas dos blocos de alimentos construtores, a reestruturação de hábitos de consumo inadequados, a limpeza de toxinas, a conscientização da necessidade e benefícios de uma alimentação saudável que acabam influenciando nos hábitos sociais das famílias. Quanto mais lenta a mudança, mais seguras e duradouras serão estas mudanças, mas mantenha um limite máximo de quatro meses para que todas as metas sejam estabelecidas. A ajuda de um nutricionista capacitado a apoiar e implementar as mudanças é essencial neste processo.

É importante que uma avaliação dos benefícios das mudanças alimentares seja feita somente após seis meses da retirada total do glúten que é a última meta a ser alcançada em todo o processo. Uma ferramenta simples para fazer essa avaliação é o preenchimento do ATEC, um questionário disponível em várias línguas, incluindo o português, no site do ARI Institute. (http://www.surveygizmo.com/s3/1329619/Autism-Treatment-Evaluation-Checklist-revised)

Este questionário é simples e gera uma pontuação de comprometimento da síndrome através da manifestação dos sintomas, quanto menor a pontuação, menos comprometimento. Através da pontuação medida no início da intervenção dietética e após seis meses da retirada total do glúten, é possível mensurar mais claramente os ganhos obtidos.

1. Retire Toda a Alimentação Vazia

Balas, pirulitos, refrigerantes, caramelos, jujubas, gelatinas, salgadinhos (amendoins confeitados, Cheetos, Doritos, Baconzitos), pipocas etc.

Pra quê serve tudo isso? Você estará fazendo um grande favor a seu filho! Pois, esse tipo de alimento é somente um aglomerado de químicos, derivados do petróleo, corantes, conservantes etc. Há pesquisas comprovando a influência desses produtos no aumento da hiperatividade e no Transtorno do Déficit de Atenção (TDAH). Eliminar esses alimentos é o primeiro passo da dieta Feingold, uma dieta que se propõe a tratar naturalmente o TDAH e muito utilizada por crianças com autismo para ajudar no distúrbio da enzima PST - que provoca um acúmulo de lixo químico no organismo, levando a uma série de desordens no ciclo de metilação, como já foi explicado anteriormente.

Aqui é interessante dar uma atenção especial aos refrigerantes. O refrigerante é um anti-alimento. Ele não só não acrescenta nenhum nutriente, como os rouba. Os refrigerantes são ricos em fósforo, que em excesso se liga aos minerais tornando-os indisponíveis. O fósforo depleta o cálcio, o magnésio, o potássio, o zinco, o cromo e as vitaminas hidrossolúveis.

Muitas crianças têm a sua situação melhorada quando se adota uma dieta livre de químicos: corantes, conservantes, nitritos, nitratos, benzoatos e flavorizantes. Junto com enzimas que ajudam a digerir os fenóis e suplementos que dão suporte ao fígado e com a dieta sem glúten e caseína já totalmente implementada. Outras vezes, porém, é necessário que os cuidados se estendam com a retirada de alimentos ricos em compostos fenólicos naturais quando perduram problemas como: olheiras, bochechas e orelhas vermelhas repentinamente, eczemas, brotoejas ou vermelhidão na pele, diarreia, hiperatividade, auto-agressão - como bater, a cabeça, que podem ser sintomas de dor de cabeça ou enxaqueca -, gargalhadas inoportunas, dificuldades para dormir e interrupção do sono várias vezes durante a noite.

Os fenóis são químicos encontrados em praticamente todos os alimentos tanto de origem natural quanto de origem artificial, como os aditivos alimentares derivados do petróleo, todos os corantes artificiais, sabores artificiais e conservantes. Existe uma grande variedade de compostos fenólicos e subgrupos, isso pode indicar porque as reações das crianças variam tanto. Os que provocam mais reações em indivíduos autistas são os salicilatos e as aminas, embora as aminas não sejam tecnicamente um composto fenólico. O salicilato é uma espécie de inseticida natural produzido pelas plantas para se protegerem de insetos. Embora fenóis e salicilatos estejam presentes em praticamente todos os alimentos sendo impossível fazer uma dieta livre de fenóis, pelo menos os alimentos e produtos mais ricos em fenóis devem ser evitados.

Alimentos Ricos em Fenóis e Salicilatos:

- Frutas: passas, ameixa, morango, amora, damasco, tâmara, kiwi, melancia, laranja, maracujá e frutas cítricas. Todas as frutas com cores muito fortes.
- Vegetais: pimenta, chicória, cogumelos, abobrinha e tomate cru, em pastas ou em molhos.
- Outros: picles, mel e todos os condimentos em geral, como o orégano, a canela, o *curry* e a páprica. Baunilha, vinagre, chás, amêndoas e amendoins, pipoca e milho de pipoca.
- Embutidos: carnes processadas como salame, presunto, salsichas e linguiça.
- Óleos: de gergelim, de nozes, de oliva, de coco.
- Alimentos com níveis moderados, mas ainda um pouco altos: maçãs, cerejas, uvas, kiwis, pêssegos, alfafa, brócolis, pistaches, café e chocolate em barra.

Alimentos Ricos em Aminas e também em Salicilatos:

- Frutas: abacate, kiwi, uvas, maracujá e tâmaras.
- Vegetais: broto de alfafa, tomates, champingnons e produtos a base de tomates.

A melhor maneira de verificar se seu filho reage a alguns desses alimentos é observando os sintomas após consumi-los. Ele pode não reagir a todos, mas somente a alguns. A quantidade consumida muitas vezes influencia bastante. Ele poderá tolerar um pouco, não muito. Muitas vezes, a combinação de alimentos também pode ser determinante para o surgimento de sintomas.

Deve-se tomar cuidado também e verificar as reações com remédios e produtos industrializados que contenham ácido salicílico, benzoatos, salicilatos e mentol. Na internet, o leitor poderá encontrar listas completas de produtos e alimentos contendo fenol, salicilatos e aminas (em geral, essas listas estão em inglês).

Alimentos com Baixos Níveis de Fenol e Salicilatos:

- Frutas: maçã golden, pera, banana, lima, papaia e tamarindo.
- Vegetais: broto de feijão, broto de bambu, feijão marrom, feijão verde, couve-de-bruxelas, aipo, repolho, alface, alho-poró, grão-de-bico, ervilhas, batatas, batata-doce, lentilhas, couve-flor, cebola.
- Grãos e farinhas: araruta, trigo sarraceno, farinha de milho, painço, arroz, soja, amido de milho, farinha de arroz, açúcar, polvilho e tapioca.
- Castanhas e sementes: castanha-de-caju, nozes pecan, avelã, semente de girassol, gergelim e semente de papoula.
- Carnes: porco, peixe, cordeiro e aves domésticas.
- Óleos: de soja, de canola, de girassol, *ghee* (manteiga pura).
- Outros: alfarroba em pó, cacau em pó, açafrão, salsa e ovos.

2. Evite as Toxinas Provenientes da Preparação dos Alimentos

O nível de toxina ingerido pode ser ainda maior com o uso de panelas de alumínio e de enlatados, o preparo de alimentos em micro-ondas e a utilização de recipientes plásticos ou armazenados em caixas plásticas.

Dê Preferência aos Orgânicos

Existem pesquisas comprovando que alimentos orgânicos têm maior quantidade de nutrientes do que os convencionais, além de você ficar livre de pesticidas e alimentos geneticamente modificados ou de antibióticos e hormônios quando come carne orgânica, aves e ovos caipiras.

Na produção orgânica, é proibido o uso de antibióticos, antimicrobianos e hormônios ou outros indutores do crescimento. Os animais não podem ser tratados com química veterinária; caso contrário, a venda de seus produtos não será permitida como sendo de origem orgânica. O uso de aditivos químicos, tais como conservantes, corantes e anti-oxidantes, é proibido no processamento de alimentos orgânicos.

Os resíduos de agrotóxicos e de outros produtos químicos perduram nos alimentos produzidos convencionalmente, mesmo com a higienização, alguns testes mostram que muitos desses alimentos podem carregar em si um verdadeiro coquetel de venenos sintéticos. Um crescente conjunto de evidências científicas mostra que exposições frequentes a coquetéis de químicos sintéticos, mesmo em pequenas quantidades, produzem uma série de efeitos adversos à saúde. Pesquisas já publicadas demonstraram que muitos desses produtos químicos são conhecidos por danificar os sistemas hormonais, nervosos e imunológicos.

Substitua o creme dental com flúor por outra marca sem flúor. O flúor é altamente neurotóxico e não é raro ver autistas que comem pastas de dentes, meu filho era um. A água de muitas cidades também apresenta altos índices de flúor.

3. Higienize sua Cozinha

- Troque as panelas de alumínio por panelas de inox, vidro ou ágata. Estas devem ser mantidas sempre em perfeitas condições. Panelas de barro também são boas opções, mas não são práticas para a vida moderna.- Utilize somente água mineral de boa qualidade para beber e preparar os alimentos. Assim, o cloro e o flúor adicionados às águas de abastecimento das cidades são evitados. Outra solução talvez até mais eficiente é o antigo filtro de barro, considerado um dos melhores do mundo por possuir um sistema de filtragem lenta que retém eficazmente cloro, pesticidas, ferro, alumínio, chumbo e parasitas.
- Use sal de boa qualidade, como o sal marinho e o sal rosa do Himalaia, ricos em minerais e sem as toxinas do sal comum de mesa.
- Substitua a pasta de dentes com flúor por outra marca sem flúor. O flúor é altamente neurotóxico e não é raro ver autistas que comem pastas de dentes. A água de muitas cidades também apresentam altos índices de flúor.- Evite o uso do micro-ondas ao máximo. Não cozinhe em materiais plásticos.- Não armazene alimentos em potes plásticos, especialmente se estiverem quentes. O calor desprende toxinas do plástico que se transferem para os alimentos. Existem no mercado potes em inox ou vidro para armazenar os alimentos.
- Elimine ou diminua pesticidas e agrotóxicos tentando trocar pelo menos os alimentos que mais utilizam agrotóxicos no seu cultivo por orgânicos. São eles: morangos, pimentão, pepino, alface, cenoura, abacaxi, beterraba, couve, mamão, tomate, abobrinha, uva.

Verifique o Consumo dos Grupos de Alimentos Básicos

É extremamente importante para o desenvolvimento total adequado de um indivíduo que ele receba diariamente o número de calorias necessárias e as quantidades de macro e micro nutrientes essenciais. O envolvimento de um nutricionista em todos os passos é muito importante, mas aqui é essencial. O nutricionista é o único profissional habilitado em calcular as necessidades calóricas diárias e dividi-la da forma adequada a cada caso.

4. Diminua o Uso de Alimentos Industrializados

Diminua drasticamente o uso de alimentos industrializados ou exclua-os da dieta completamente. Isso seria o ideal. A maioria absoluta dos alimentos industrializados contém o glutamato monossódico e o aspartame em sua composição. Existem ótimas receitas em que essas substâncias não são usadas, e você pode congelá-las para facilitar o dia-a-dia.

O glutamato monossódico e o aspartame podem provocar excitotoxidade. O glutamato, ou ácido glutâmico, é o principal neurotransmissor excitatório entre os mamíferos. Ele é armazenado em vesículas nas sinapses e é essencial para a aprendizagem e para a memória de curto e longo prazo. No cérebro, existem os receptores NMDA que ligam o glutamato e se ativam. Os transportadores de glutamato situados nas membranas de neurônios e da neuróglia retiram esse aminoácido do espaço extracelular. Os problemas ocorrem se o processo normal de regularização das funções do glutamato apresenta irregularidades e se os níveis tóxicos desse neurotransmissor excitatório se desenvolvem nas junções sinápticas. O cérebro requer níveis suficientes de oxigênio e de energia para remover o excesso de glutamato. Quando o organismo passa por um estresse oxidativo, diminuindo os níveis de oxigênio e energia e gerando radicais livres em excesso, uma das consequências é haver acúmulo de ácido glutâmico que por ser excitatório provoca o aumento da entrada de Cálcio ++ no tecido nervoso e a morte neuronal. Isso é visto em situações de patologia cerebral como a inflamação cerebral vista nos casos de Alzheimer, Parkinson e autismo.

O glutamato monossódico é o sal sódico do ácido glutâmico. É encontrado naturalmente em alimentos. Pode ser produzido quimicamente, sendo utilizado largamente pela indústria alimentícia. Há pesquisas que demonstram que o MSG estimula receptores específicos da língua produzindo um gosto saboroso ou delicioso. Ele reforça o sabor do alimento e minimiza o gosto do sal. Nada mais conveniente para se vender mais!

Médicos que trabalham com doenças neurológicas e também com o autismo, como a Dra. Amy Yasko, dizem que esses pacientes têm mais receptores de glutamato do que o normal, portanto eles "pescam" mais glutamato. Por isso, devemos ficar atentos quanto às fontes exteriores de glutamato para não acusar uma "inundação" de glutamato no corpo. Recomenda-se nesses casos uma dieta de baixo consumo de alimentos com glutamato ou ácido glutâmico.

A linha de raciocínio em relação ao consumo do adoçante aspartame é a mesma do glutamato. O aspartame é um dipeptídeo composto pelos aminoácidos aspartato e fenilalanina. O aspartato é um neurotransmissor encontrado naturalmente no sistema nervoso e que também possui propriedades de excitotoxidade. Devemos evitá-lo para não haver sobrecarga nos neurônios. Os receptores de glutamato também sintetizam o aspartato. Altos níveis de glutamato ou ácido glutâmico e aspartato são encontrados naturalmente em alimentos ricos em proteínas, incluindo níveis muito altos no glúten do trigo e na caseína do leite. Além da dieta sem glúten e sem caseína, devemos evitar alimentos industrializados que contenham aspartame, presente em balas, refrigerantes, chicletes, sorvetes, sobremesas prontas ou semiprontas dentre outros. O glutamato monossódico está presente em salgadinhos, biscoitos, temperos prontos, molhos para salada, molho de tomate, ketchup, hambúrgueres, salsichas, embutidos, refeições prontas congeladas, entre outros.

Aproveite este estágio para apresentar novos alimentos ao seu filho. Pode ser difícil, mas não desista. Até mesmo as crianças típicas têm muitas dificuldades em aceitar novos sabores e texturas. Há pesquisas em que crianças precisam ser apresentadas a diferentes alimentos em média 15 vezes antes de aceitá-lo. Persistir sem se descabelar, é o lema.

Aumente o consumo de "comida verdadeira" e estabeleça horários definidos para seis refeições diárias: café da manhã, colação, almoço, lanche, jantar e ceia. Assim, você diminuirá a falta de bobagens e a vontade de consumir alimentos inadequados.

5. Diminua o Consumo de Açúcar

Quando falamos do consumo de açúcar, não estamos falando apenas do açúcar branco, mas também e, principalmente, do consumo de carboidratos refinados, como biscoitos, pães, pizzas, massas em geral, bolos, cereais matinais etc.

Quando se inicia a dieta sem glúten e caseína, é comum substituir todo tipo de alimento que a criança comia por suas versões permitidas sem glúten e sem caseína, sem a preocupação de aumentar a quantidade de nutrientes ingeridos. Muitas crianças continuam se alimentando somente de biscoitos, bolos e pizzas. Na fase de transição, esse comportamento é necessário, mas lembre-se de que é somente uma fase de transição. O objetivo sempre será uma reeducação alimentar e a oferta de uma alimentação mais saudável. Então, a princípio, se sua criança, por exemplo, está acostumada com leite e achocolatado no café da manhã acompanhado de pão com manteiga, inicie substituindo pelos similares sem glúten e sem leite, mas aos poucos, vá mudando para opções mais saudáveis como os *milk-shakes* e os sucos sugeridos neste livro e outros acompanhamentos como tortas e bolinhos que levam frutas e legumes.

Substitua o Açúcar

Substitua o açúcar branco por estévia pura, xylitol ou açúcares simples, como mel, frutose, *maple syrup* ou agave néctar. Simples são os açúcares que não são divididos em unidades menores, são conhecidos também como monossacarídeos. Serão assimilados do jeito que forem ingeridos, sem sofrer nenhuma ação de enzimas digestivas, não dão trabalho ao organismo. Mesmo assim, seu uso deve ser moderado, pois podem aumentar a disbiose intestinal (alimentam bactérias patogênicas). Na alimentação moderna há um agravante, nunca são consumidos sozinhos, estando sempre na composição de receitas a base de amido, que ao ser digerido, transforma-se em açúcar. Para evitar essa situação, as receitas da dieta de carboidratos específicos são boas alternativas, não possuem amido ou carboidratos complexos. Muitas crianças reagem bem a adoçantes artificiais com exceção do aspartame.

Em alguns casos, com liberação médica, pode-se utilizar açúcar mascavo, melado, rapadura orgânica, sem processamento industrial. Nesses casos, não ultrapasse o limite de quatro colheres de chá por dia. Procure sempre a orientação médica e nutricional para qualquer alteração que deseje fazer. Esse controle não é difícil. Em minha casa, por exemplo, como todos consomem os mesmos alimentos, optei por restringir o uso de açúcar, e não por eliminá-lo. Isso foi possível também porque Maurício não tem problemas mais sérios com fungos e nem apresenta hiperatividade excessiva após o consumo moderado de açúcar. Então, dividi os alimentos em duas partes:

- Bebidas, picolés, sorvetes, sobremesas cremosas são facilmente convertidas ao uso do adoçante sem alterar drasticamente o sabor e a textura.
- Mantenho a utilização do açúcar em bolos, biscoitos e pães. Com o planejamento do cardápio, é fácil não ultrapassar o consumo de 4 colheres de chá por dia.

Vejamos: uma colher de chá corresponde a 5 g de açúcar. Recomenda-se consumir no máximo 20 g por dia. Uma xícara de chá corresponde a 200 g de açúcar. Dividindo-se isso em porções, daria: 1 bolo que rende 16 fatias = 12,5 g de açúcar. Uma receita que rende 72 biscoitos = menos de 3 g por biscoito. Uma fatia de pão tem aproximadamente 1,5 g de açúcar.

Reduzindo o consumo de açúcar no café da manhã e no lanche, alternando com as opções salgadas e sempre acompanhadas de fibras, conseguiremos nos manter dentro dos padrões de consumo sem nenhum sacrifício. É claro que em casos sérios de disbiose intestinal ou de forte reação hiperativa, procedimentos mais restritivos em relação ao açúcar devem ser tomados. Nesses casos, recomenda-se dietas mais apropriadas.

6. Retire todo o Leite Animal e seus Derivados

- Substitua o leite animal por leite vegetal, tanto o leite consumido puro, como o leite utilizado no preparo de outras receitas.

Todo leite de origem animal, como por exemplo, leite de vaca, de cabra e de búfala e todos os seus derivados contém caseína. Nenhum produto de leite animal, mesmo sem lactose, deve ser consumido. Produtos sem lactose ainda continuam tendo a caseína, pois só foi retirado destes produtos o açúcar do leite (lactose), a proteína (caseína) continua lá, portanto, produtos apenas sem lactose podem ser consumidos nesta dieta!

- O leite utilizado em receitas é mais fácil de ser substituído. Quando a criança bebe muito leite e tem dificuldade de aceitar uma troca, a forma mais fácil é ir misturando o leite vegetal ao leite animal aos poucos, para ela ir se acostumando ao gosto, até que o animal consiga ser retirado por inteiro. Após quatro semanas da retirada total do leite animal, proceda com a retirada do glúten. Este procedimento é importante para que se diminua a chance de crises de abstinência com a retirada de alimentos altamente viciantes.
- Não substitua o leite animal por leite vegetal à base de soja. A soja é um alimento naturalmente rico em glutamato, que atua como um neurotransmissor excitatório. Pesquisas sugerem que autistas têm excesso do neurotransmissor glutamato e deficiência na transformação do glutamato no neurotransmissor calmante, GABA,e por essa razão a soja deve ser evitada. A soja possui uma proteína complexa e, por isso, altamente alergênica. Como o intestino de muitas de nossas crianças está comprometido mesmo não mostrando sintomas, a criança que apresenta resultados alterados de exames IgE ou IgG para o leite ou proteína do leite tem alta probabilidade de desenvolver alergia ou intolerância à soja quando se passa a utilizá-la como alternativa ao leite. As bebidas à base de soja no mercado são cheias de aditivos químicos, uma leitura no rótulo vai informá-lo que cada caixinha contém em média nove aditivos químicos adicionados, e lembre-se de que uma das metas da dieta é diminuí-los. Basicamente, toda a soja disponível no mercado é de origem transgênica.

- Se a pessoa não for alérgica à soja, uma boa opção seria o uso da soja orgânica fermentada na forma de tofú, missô, kefir ou iogurte, pois a fermentação quebra a proteína tornando-a mais digerível, além de proporcionar os benefícios do alimento fermentado.
- Elimine qualquer alimento que na descrição contenha: leite, lácteo, proteína do leite, soro do leite, caseinato de cálcio. Aqui é importante prestar atenção nas fórmulas infantis, pois muitas não descrevem no rótulo que contêm proteína do leite, mas descrevem a presença de caseinato de cálcio e caseinato é caseína, a proteína do leite.

Produtos que Contém Caseína

- Produtos laticínios em geral: leite, queijo, iogurte, sorvete, creme de leite, creme azedo, creme de leite fresco, chantili, coalhada, manteiga e margarinas. *Observação importante*: o creme vegetal é diferente de margarina. Ele não leva leite ou componentes lácteos. O creme vegetal é permitido na dieta, a margarina não.
- Caseína e caseinatos: caseinato de amônia, caseinato de cálcio, caseinato de magnésio, caseinato de potássio e caseinato de sódio.
- Lactose e derivados (*Atenção*: verifique com seu médico todos os medicamentos prescritos quanto à presença de lactose): ácido lático/lactato, lactoglobulina, lactoalbumina, fosfato de lactoalbumina, lactilato de sódio (pode ou não conter caseína), lactulose e caseinato de magnésio.
- Soro do leite: soro do leite acidificado, soro curado, soro sem lactose, soro desmineralizado, soro hidrolizado, soro em pó, soro fresco, soro concentrado, pó de soro, proteína de soro, caseinato de sódio de soro, sólidos de soro.

A soja é um alimento que merece atenção especial. Ao entrar em dieta sem glúten e caseína é muito comum substituir todos os derivados do leite por produtos a base de soja. Então, se a alimentação da criança era basicamente mantida com leite, passa a ser mantida com soja: leite de soja, iogurte de soja, leite condensado de soja, creme de soja, queijo de soja etc.

Mesmo quando esses produtos não são consumidos, a soja está muito presente em nossa alimentação, pois a maioria dos produtos industrializados tem algum componente da soja como: lecitina de soja e proteína isolada de soja.

A proteína da soja também resulta em um peptídeo longo e de difícil digestão. Se o aparelho digestivo ainda não foi recuperado e a barreira intestinal continua permeável, é muito comum a criança desenvolver alergia à soja e, ao longo da dieta, os pais perderem substitutos importantes e que se encontram à mão em qualquer supermercado. O cuidado em utilizar produtos de soja é fundamental, não abuse. Use somente o imprescindível e tente sempre aumentar o cardápio de sua criança oferecendo alternativas à hora da mamadeira, do mingau ou do iogurte que ela estava acostumada.

7. Retire os Alimentos com Glúten

O glúten é encontrado em alimentos feitos com trigo, aveia, cevada, malte e centeio. No Brasil é fácil identificá-los, pois todos os rótulos devem especificar se o alimento contém ou não glúten. Também existem ótimas receitas sem ter o glúten como ingrediente. As opções de alimentos comprados prontos estão crescendo. Nossos grandes aliados são as lojinhas de produtos naturais. Se não encontrar os produtos que deseja, sugira ao dono ou gerente que passe a comercializá-los, muitos irão agradecer suas dicas.

Como Fazer a Retirada do Glúten e do Leite

Quando chegar a hora de retirar esses alimentos, retire primeiro o leite e todos os seus derivados. Após três semanas ou um mês no mínimo da retirada total do leite, faça a retirada do glúten gradativamente também, até que você consiga retirá-lo por completo. Dessa maneira, você evita que a criança sofra crises de abstinência. Como já foi descrito anteriormente quando falo sobre alterações no comportamento, os peptídeos opioides provocam reações semelhantes às de um drogado.

De acordo com a enciclopédia on-line Wikipédia, síndrome de abstinência é o "conjunto de modificações orgânicas que se dão em razão da suspensão brusca do consumo de droga geradora de dependência física e psíquica". No caso da síndrome de abstinência de opioides, o início do quadro depende da meia vida da droga. Pode apresentar-se como uma gripe severa, com dilatação das pupilas, coriza, lacrimejamento, falta de apetite, náuseas, vômitos, vertigens, calafrios, fraqueza e diarreias. Nos sintomas comportamentais, pode haver retorno dos comportamentos anteriores com acentuada piora. Os peptídeos do glúten podem permanecer por cerca de oito meses no organismo. Meu filho, por exemplo, não teve abstinência logo no início e é muito provável que com o seu filho aconteça da mesma maneira. Houve, sim, um período inicial de melhora, e após cerca de sete meses uma regressão geral de comportamento, provavelmente por abstinência, que durou meses não apresentando nenhum sintoma físico, e depois um novo período de melhora e, hoje em dia, após dois anos e meio de dieta, algumas alterações quando por acidente ele come algo que não é permitido na dieta e que tem variado ao longo desses anos, como aumento de estereotipias motoras e vocais, inquietação, choro sem motivo aparente, placas avermelhadas no rosto, pescoço e tórax. Hoje uma infração na dieta provoca descontrole da urina, urinando a noite na cama e durante o dia sem perceber. Estas alterações duram três dias no máximo. No entanto, há crianças que não apresentam síndrome de abstinência.

Separação dos Alimentos e Cuidados Especiais

Quando toda a família não está em dieta de glúten e há a presença de alimentos com glúten dentro de casa, é necessário tomar alguns cuidados. O glúten contamina alimentos sem glúten. É o que chamamos de contaminação cruzada. Partículas de glúten podem permanecer em utensílios domésticos e passar para os alimentos que não contém glúten.

O cuidado com a limpeza deve ser redobrado. A faca que corta o pão com glúten, não pode automaticamente vir a cortar o pão sem glúten antes que seja higienizada. O mesmo cuidado deve-se ter com torradeiras e *grills*, onde se depositam muitos farelos. Liquidificadores também merecem cuidados especiais e colheres de madeira, pois são porosas e guardam partículas alimentares. Na hora do cozimento dos alimentos, se estiver preparando ao mesmo tempo comida com e sem glúten, utilize utensílios separados e nunca use a mesma panela. Por exemplo: se for preparar frango à milanesa com farinhas que contém e que não contém glúten, nunca frite os dois tipos com o mesmo óleo. As partículas que permanecem no óleo irão contaminar o alimento sem glúten.

Alimentando Crianças Difíceis

Nesse tempo acompanhando vários grupos de pais, vi muitas crianças com uma seletividade alimentar tão grande que acabam não consumindo mais do que 10 itens no cardápio, geralmente baseado em carboidratos refinados e leite. Muitas também restringem sua alimentação baseadas não só no sabor, mas também no cheiro e no visual da comida, aí são incluídas algumas variantes: algumas só comem comidas crocantes e secas; outras, pastosas e líquidas. Alguns só comem um determinado alimento de determinada marca e não aceitam de outro fabricante. Outros escolhem pela cor, pela forma. Outros até têm opções mais diversificadas, mas que não podem ser misturadas e nem sequer colocadas no mesmo prato. Esses exemplos são sintomas claros de disfunção sensorial e um bom trabalho de integração sensorial direcionado por um terapeuta ocupacional capacitado ajuda bastante.

Do ponto de vista médico, os distúrbios alimentares podem ser causados em virtude de:

- Deficiência de zinco. O zinco faz parte da molécula de insulina, e quando a pessoa está carente deste elemento, tem desejo de consumir alimentos glicêmicos para elevar o nível de açúcar no sangue. Então, come muito carboidrato e alimentos ricos em açúcar. A falta de zinco também altera a percepção para o cheiro e o sabor dos alimentos, consequentemente a comida fica sem graça, às vezes horrível, e aí o que vai predominar é a textura, muitas vezes, não agradável sensorialmente falando.

- Aumento de fungos e bactérias patogênicas também pode aumentar o desejo de consumir apenas açúcar e carboidratos.
- Efeito opióide, causando sensações físicas agradáveis que despertam o vício, só comer aquilo porque a deixa "drogada".
- Vício em determinadas substâncias, como glutamato monossódico. Ele provoca uma estimulação no cérebro, fazendo o alimento parecer muito melhor do que realmente é. Isso pode levar ao vício ou à preferência somente por determinada marca.
- Presença de metais pesados pode interferir no desenvolvimento sensorial. Aliada à deficiência de zinco, a presença de metais pesados também pode provocar interesse por gostos estranhos, como: sabonete, xampu, detergente, cola, tinta etc.

Quando é realmente difícil para a criança comer e as mudanças alimentares parecem impossíveis, procurar identificar e solucionar essas questões com a ajuda de um médico e um nutricionista experientes é imprescindível. A partir do momento em que essas questões são solucionadas, as opções alimentares costumam expandir enormemente e finalmente a dieta ou reeducação alimentar poderá ser introduzida com mais facilidade.

Em paralelo às questões médicas, muitas dicas podem ser colocadas em prática para ajudar neste período de transição:

- Ser firme e fazer as mudanças com consciência e consistência vêm antes de tudo. Eles percebem qualquer milímetro de insegurança mesmo que você tente não transparecer. Seu filho não é um coitadinho e não merece pena. Há opções muito saudáveis a oferecer sem glúten, caseína e aditivos *químicos. Mais até do que vocês estejam acostumados com a dieta ideal.*
- Faça uma tabela com os horários das refeições e o que irá ser servido no café da manhã, colação, almoço, lanche, jantar e ceia. Isso não permitirá que a criança sinta vontade de comer bobagens.

Podem ser também 4 ou 5 refeições, depende do ritmo de sua criança. Com Mauricio, por exemplo, não há necessidade de colação ou não haverá fome para o almoço. Após o jantar, poucas vezes é necessário um copo de leite vegetal pouco antes de dormir. Faça um pequeno cartaz na cozinha com o horário, o nome e uma foto ou desenho de cada refeição. Nossas crianças precisam de certa estrutura e previsão, principalmente em épocas de mudanças. Isso fornece controle e poder à criança, diminuindo a sua ansiedade e dando segurança a ela. Quando a criança é capaz de escolher, forneça sempre algumas opções para que ela mesma escolha o seu cardápio. Deixe claro que aquelas são as opções e que se não comer naquele horário, só irá comer no seguinte e o que será servido. Nesses intervalos, nada de beliscar bobagens. Ela precisa sentir fome e saber das novas regras. Se ela não comer, você pode antecipar um pouco o horário da próxima refeição se perceber que ela está com fome.

- Coloque sempre pequenas quantidades de comida no prato. Para uma criança que não gosta de comer, ver muita comida no prato já a irrita antes mesmo de prová-la. Permita que ela mesma peça por mais comida ou mais bebida se sentir vontade. Novamente você estará delegando a ela controle e poder em um momento em que talvez ela se sinta pouco valorizada.
- Se a criança é daquelas que não quer saber da comida por causa da sobremesa, negocie com ela que a sobremesa será servida após a comida. Diga: "Você vai ganhar a sobremesa depois de comer". Não diga: "Você SÓ vai ganhar a sobremesa SE comer". É diferente. Isso torna a sobremesa mais importante que a comida e não é esta a intenção. A sobremesa é um prêmio, um momento de prazer. Se a criança comer somente uma ou duas colheres, dê somente uma ou duas colheres de sobremesa. Com o tempo ela aprende as regras.
- Faça as horas das refeições prazerosas. Monte uma mesa bonita, coloque toalhas coloridas ou um arranjo ou louças interessantes. Se seu filho gosta de personagens infantis, leve-os para a mesa e

faça o "Almoço com as Estrelas", um dia o Barney, no outro o Bob Esponja, no outro os Backyardigans... Faça refeições temáticas: dia do almoço à fantasia e todos colocam uma, dia do almoço com alguma personalidade e todos terão de estar arrumados com roupa de festa porque irão almoçar com uma pessoa muito importante que pode ser o presidente, um cantor que ela goste, um artista, nem que seja somente um boneco com uma mascara da pessoa... Tente, invente, faça o dia de seu filho diferente! Quando Mauricio era pequeno, ele amava formalidades: mesa muito bem arrumada, pratos e talheres, alinhados, beber na xícara ou em taça de pé alto, limpar a boca com guardanapo de pano, apesar de nunca termos o hábito de servir as refeições assim em casa. Descobrimos por acaso com o seu ar de satisfação em um restaurante. Quando adotamos acidentalmente esta postura em casa, rapidamente captamos seu interesse pela comida. Esteja atenta pois as horas das refeições podem ser de muito prazer. Seja sempre animada, muito positiva, neste momento nada deve lhe aborrecer.

- Talvez seu filho não coma frutas diretamente, mas às vezes pode consumi-las com prazer em um suco, vitamina, sorvete ou picolé. Apresentar um alimento do jeito que ele goste, é muito importante. Meu filho, por exemplo, come sardinha e berinjela, mas somente se estiverem sobre uma pizza. Nas refeições, esses alimentos certamente vão para fora do prato.
- Nunca force a sua criança a comer. Se ela comer apenas uma colherinha e não quiser mais, aceite. Passe para a próxima refeição e assim por diante. Amanhã é outro dia e tudo pode ser diferente. Mas mantenha a escala de refeições, não esmoreça, não ofereça ou ceda às vontades de seu filho de comer somente bobagens. Permaneça sempre calma e segura. Na hora do lanche ou da merenda escolar, ele pode até comer o que sempre esteve acostumado, mas somente até você conseguir que ele coma bem nas outras refeições. Conseguindo esses passos, é hora de mudar essas refeições também. Seu filho irá compreender, mais cedo ou mais tarde, que é melhor para ele comer o que lhe é oferecido quando ele tem esta oportunidade.

Não se trata de uma questão de controle, mas sim de você estar apenas cumprindo o seu papel de mãe. Eles são muito inteligentes e capazes de entender isso perfeitamente.

- Desligue o telefone, ou tire-o do gancho, desligue o celular, desligue a campainha, coloque uma plaquinha na porta de entrada da casa: "Não perturbe!".
- Permita que a criança assista à televisão ou ao seu DVD favorito na hora das refeições. Isso resulta numa associação positiva entre a comida e o hábito de comer. A atenção ao seu programa favorito reduz a atenção sensorial à comida e pode resultar em um maior consumo ou em introdução de novas opções sem tanto estresse.
- Deixe-o pegar na comida, se lambuzar, sujar tudo se for necessário, depois peça-o para ajudá-la a limpar tudo. Faça aviãozinho, se ele precisar comer em movimento, deixe! Aos poucos vá direcionando essa necessidade. Comece fazendo a dança das cadeiras toda vez que ele precisar levantar, todos mudam de posição na mesa. Isso é divertido e irá atraí-lo. Isso é temporário, não é para sempre e, acredite, funciona! Aos poucos ele vai aprendendo as novas regras.
- E finalmente, se estiver muito cansada, peça ajuda para o papai, para a vovó, para a titia, para a madrinha, para a vizinha, para a amiga, pelo menos no momento do dia em que é mais difícil para você. Faça como um técnico de futebol, se sentir que está desgastada e prestes a perder o jogo, peça substituição! Não se frustre, não desconte no seu filho, não faça a vida de vocês mais difícil do que realmente é! Seu filho é lindo e está fazendo o melhor que pode. A frustração é sua, não dele. Aprenda a lidar com ela da melhor forma e não transforme a vida da família em um caos. Aceite as dificuldades de seu filho, mas não se conforme, elas não durarão para sempre e você está aqui para ajudá-lo a superá-las com todas as ferramentas que possui. Celebre-o, encoraje-o, torne a vida de seu filho mais fácil e acredite que dias melhores virão!

Fazendo as Substituições

Substituindo as Farinhas com Glúten

Geralmente usa-se uma combinação entre três ou mais farinhas.

As receitas contidas neste livro são feitas com as seguintes combinações: misturas de farinha sem glúten ou mistura de farinha de arroz:

2 xícaras de farinha de arroz, também pode usar a farinha de arroz integral

⅔ de xícara (chá) fécula de batata

⅓ de xícara (chá) polvilho (Para os alérgicos ou intolerantes à mandioca, pode-se substituí-la por amido de milho. Para alérgicos ao milho, pode-se substituí-la por araruta).

Preparo de uma quantidade maior para estocagem:

6 xícaras (chá) farinha de arroz branco ou integral

2 xícaras (chá) fécula de batata

1 xícara (chá) polvilho

Mistura de farinha de feijão

Essa mistura é maravilhosa para utilizar em pães, deixa-os fofinhos, além de ser rica em fibras. Você pode utilizá-la em qualquer receita de pão ou biscoito que peça a mistura de farinha sem glúten.

¾ de xícara (chá) farinha de grão-de-bico ou farinha de feijão fradinho (farinha de acarajé), uma versão mais brasileira
¼ de xícara (chá) farinha de arroz integral
1 xícara (chá) amido de milho
1 xícara (chá) polvilho

Misturando e Medindo as Farinhas

Este também é um detalhe importantíssimo para o sucesso de suas receitas. As farinhas devem ser medidas da seguinte forma: coloque uma xícara dentro de uma vasilha (a vasilha aparará as sobras de farinha impedindo que você suje toda a bancada). Retire a farinha do saco às colheradas e transfira-a para a xícara. Ao final, nivele com uma faca e transfira para um pote grande com tampa hermética. Não é preciso dar batidinhas na xícara para caber mais farinha e nem peneirá-las. Proceda desta maneira com todas as farinhas que serão misturadas. Ao acabar, feche o pote e sacuda-o para cima, para baixo e para os lados para que as farinhas produzam uma mistura homogênea que estará pronta para ser usada.

Ao retirar essa mistura para produzir as receitas, proceda da mesma maneira: coloque uma xícara dentro de uma vasilha (a vasilha aparará as sobras de farinha impedindo que você suje toda a bancada). Retire a farinha do pote às colheradas e transfira-a para a xícara. Ao final, nivele com uma faca e transfira-a para a vasilha ou recipiente em que será utilizada.

As Farinhas

O amido de milho, o fubá, a fécula de batata, a farinha de arroz branco e o polvilho são encontrados em qualquer supermercado. A farinha de arroz integral, de quinua, de amaranto e de banana verde são encontradas em lojas de produtos naturais. As farinhas de amêndoas, castanhas, amendoim, araruta, milho branco (acaçá), feijão (acarajé), trigo sarraceno e grão-de-bico são encontradas em lojas que vendem grãos e farinhas a granel. Geralmente essas lojas ficam localizadas em centros de lojas populares, mercados municipais ou mercados populares. Aqui no Rio de Janeiro, são encontradas facilmente no Saara e no Mercadão de Madureira.

No final deste livro, há uma relação de endereços úteis e de onde encontrar esses produtos.

Amido de Milho

O uso do amido confere às preparações consistência gelatinosa e delicada, sendo, por isso, incluído em receitas de molhos, cremes e mingaus. Ao ser levado ao fogo, deve ser mexido continuamente para evitar a formação de grumos e sofrer ação lenta do calor.

Farinha de Amaranto

É feita com as sementes da planta de amaranto, sendo rica em proteínas e excelente fonte de cálcio o que torna uma farinha nutritiva. Tem uma cor mais escura. Combina muito bem com bolos de chocolate, *cookies* e pães escuros. Deixa os assados mais escuros.

Farinha de Amendoim, Amêndoas ou Castanhas

É obtida pela moagem do amendoim torrado e descascado (ou ainda de amêndoas, nozes, pistaches, castanha-de-caju e castanha-do-pará). Esse tipo de farinha é um alimento muito completo em nutrientes, pois são ricos em proteínas, vitaminas, lipídios, carboidratos e sais minerais. Apesar do alto valor calórico, pois tem gordura insaturada, seus óleos são bons para o organismo, pois servem de veículo de transporte para a vitamina E, que é lipossolúvel (solúvel em gordura). Essas farinhas podem ser utilizadas no preparo de doces, bolos e pães, agregam sabor e maciez ao preparo. Elas não são digeridas como carboidratos, como as farinhas refinadas. Então, para dietas especiais em que o intestino está mais comprometido e não é possível ou recomendado o uso de qualquer farinha, essas são as farinhas utilizadas para a fabricação de bolos e biscoitos, por exemplo.

Essas farinhas podem ser compradas prontas, mas prefiro comprar o produto e fazer a farinha em casa por dois motivos: a farinha pronta pode estar rançosa e comprometerá toda a receita além de poder trazer intoxicação ou danos à saúde, e a farinha pronta não é de grão que foi deixado de molho para retirar as toxinas que todo grão e semente têm para inicialmente se protegerem na natureza.

Para fazer a farinha de amêndoas muito utilizada nas receitas deste livro que não levam farinha alguma, faço da seguinte maneira: coloco as amêndoas de molho por doze horas. Escorro a água e lavo. Descasco as amêndoas como se estivesse descascando alho, a pele solta com facilidade. É trabalhoso, mas vale a pena. Tiro um dia só para fazer isso. Depois tosto-as levemente no forno, desligando quando começam a cheirar. Guardo-as no freezer e retiro quando vou preparar algo. Como é um trabalho cansativo e demorado, nunca faço mais do que 500g de cada vez.

Farinha de Araruta

Considerada como um alimento de fácil digestão, a fécula da araruta é usada no preparo de mingaus, bolos e biscoitos. Por essa característica, é indicada para idosos, crianças pequenas e pessoas com debilidade física ou doentes em recuperação. É uma farinha com sabor neutro. Pode ser usada no lugar da farinha de tapioca e amido de milho. Caso queira substituir em receitas, aqui vai uma dica: 1 colher de chá de farinha de araruta equivale aproximadamente a 1 colher de sopa de farinha de trigo.

Farinha de Arroz Branco

A farinha de arroz é conhecida por sua fácil e rápida digestão no organismo, muito superior à do amido de milho, o que torna a farinha de arroz especialmente indicada para alimentar crianças, idosos e pessoas com necessidades especiais de alimentação. Pode substituir a farinha de trigo em quantidades iguais.

Farinha de Arroz Integral

É mais pesada que a farinha de arroz branco e é rica em sais minerais, carboidratos, proteínas e fibras. É obtida da moagem dos grãos de arroz integrais e, por isso, é possível notar a sua textura, um pouco granulada.

Farinha de Arroz Glutinoso – ou Farinha de Arroz *Moti*

Farinha obtida a partir de grãos de arroz glutinoso (espécie *Oryza glutinosa*) que é um tipo de arroz de grão curto, oriundo da Ásia, que se torna particularmente pegajoso após a cozedura. É chamado glutinoso no sentido de ser pegajoso e não no sentido de conter glúten. Aqui no Brasil, é fabricada somente pela empresa Blue Ville.

Farinha de Banana Verde

A fruta verde é usada para fabricar a farinha que tem grande valor nutricional e é utilizada principalmente na alimentação de crianças, idosos e gestantes porque substitui o trigo, mas sem conter glúten. Deverá ser usada em conjunto com outro tipo de farinha.

Dica: caso queira substituir a farinha de trigo por farinha de banana numa receita, não use mais do que ¼ do total de farinha de banana senão ficara uma pasta grudenta. As pessoas que não conseguirem encontrar a farinha de arroz glutinoso em suas cidades podem utilizar a farinha de banana verde para substituí-la.

Farinha de Grão-de-bico

Feita da moagem do grão-de-bico, tem um sabor acentuado e geralmente não é usada sozinha em receitas. É muito comum na culinária indiana. É rica em carboidratos, mas não contem glúten. Um substituto bem brasileiro seria a farinha de acarajé – vendida a granel em mercados populares.

Farinha de Lentilha

A lentilha é um alimento rico em ferro, não contem colesterol, nem gordura e é rico em fibras. A lentilha é usada geralmente no preparo de sopas, guisados, patês, bolos salgados, e sua farinha é muito usada na Índia em panquecas, crepes, *wafers*, bolos e é também a base para o famoso *papadam*. Quando usada, deixa uma textura mais leve tornando mais fácil a sua digestão. Usa-se farinha de lentilha misturada com farinha de outros cereais, geralmente farinha de arroz. Também nunca a encontrei por aqui, mas pode ser feita em casa a partir dos grãos.

Farinha de Milho Amarelo – Fubá

A farinha de milho é obtida por meio do processo de torração do grão de milho, previamente macerado, socado e peneirado, e se apresenta sob forma de flocos. É possível comprar farinha de milho pré-cozida, a qual é muito prática, pois reduz muito o tempo de cozimento.

Farinha de Milho Branco – Conhecida Também como Farinha de Acaçá

A novidade é a farinha de milho branco, uma farinha nobre com baixo teor de gordura, menos calorias e bastante usada no Sul do Brasil, principalmente por seu sabor suave. É empregada em entradas, pratos principais e sobremesas, pode substituir até 1/3 da farinha de trigo utilizada no preparo de cremes, bolos e tortas, tornando essas receitas mais saborosas e nutritivas.

Farinha de Painço ou *Millet*

O painço é usado como cereal em muitos países da África e da Ásia. Em receitas, combina bem com farinha de soja. Tem um sabor um pouco adocicado, muito parecido com a farinha de sorgo e farinha de milho. Por isso, é possível diminuir um pouquinho a quantidade de açúcar caso deseje substituir a farinha de trigo por a farinha de painço. Nos pães e bolos, deixa uma textura mais crocante. É rico em proteínas e devido ao seu alto teor de alcalinidade é um dos grãos com maior facilidade para digestão. Também nunca a encontrei por aqui, mas pode ser feita em casa a partir dos grãos.

Farinha de Quinua

A quinua é um grão que teve seu cultivo iniciado há mais de cinco mil anos nos Andes bolivianos, assim como o milho e a batata, era a base da alimentação no império Inca onde era considerado um grão sagrado. A quinua é o único cereal composto por todos os 16 aminoácidos necessários a uma vida saudável e seus componentes equivalem aos do leite materno. Não tem nenhuma contraindicação; é rico em proteínas. Combina com todos os tipos de assados incluindo bolos, *cookies*, pães, biscoitos. Oferece melhor resultado se utilizada com outros tipos de farinha numa porcentagem não maior que 25%.

Farinha de Trigo Sarraceno

Também conhecida como farinha de trigo preto ou trigo mouro. Embora o nome possa confundir, não tem relação nenhuma com o trigo. Tem um sabor intenso e por isso é usado em dosagem bem pequena para não se sobressair aos demais ingredientes. Possui ótimo valor nutritivo, é rico em proteínas, fibras e ferro. Além disso, contém vitaminas do complexo B e minerais como magnésio e fósforo. É só triturar mais o trigo sarraceno encontrado em lojas e mercados. É possível encontrar a farinha pronta em lojas de venda a granel.

Polvilho Azedo

O polvilho azedo é um derivado da fécula de mandioca. Ele é um amido modificado por oxidação, com a propriedade de expansão que outros amidos nativos não têm. A expansão sem uso de agentes levedantes (fermento químico ou biológico) permite seu uso na fabricação de biscoitos de polvilho e pães de queijo.

Polvilho Doce ou Fécula de Mandioca

A fécula de mandioca, também chamada de polvilho doce, é usada na culinária de modo semelhante ao amido de milho (maisena), podendo ser utilizada como espessante (molhos e mingaus) ou substituir parte da farinha de trigo nas receitas de pães e bolos, sem modificar seu sabor. Também pode ser congelada depois de incorporada ao produto final. Além disso, possui um custo menor do que os outros amidos.

Farinha de Tapioca

A tapioca é um produto granulado obtido pela transformação parcial da fécula de mandioca em goma. É utilizado no preparo de cuscuz, bolos e pudins. A tapioca pérola, ou sagu, é um tipo de tapioca de grãos esféricos regulares. Tradicionalmente o sagu é cozido com vinho tinto e açúcar, mas também pode ser preparado com sucos de frutas (uva ou laranja) ou mesmo com leite.

Fécula de Batata

Tem excelente propriedade na panificação, especialmente quando combinado com ovos. É bem fininha e tem um leve sabor de batata, mas fica camuflado quando usado em receitas.

O Glúten

De acordo com a Wikipédia, glúten é uma proteína amorfa que se encontra na semente de muitos cereais combinada com o amido. Representa 80% das proteínas do trigo e é composta de gliadina e glutenina. O glúten é responsável pela elasticidade da massa da farinha, o que permite sua fermentação, assim como a consistência elástica esponjosa dos pães e bolos. Isso quer dizer que, nos pães, bolos e biscoitos que estamos acostumados a consumir, é o fermento reagindo com o glúten, por isso, a maciez e fofura. Em nossas receitas, é fermento reagindo com um substituto do glúten e, é claro, o resultado não será o mesmo.

O substituto do glúten mais comum é a goma xantana, mais um produto que no Brasil não está à venda para o consumidor final, é utilizado apenas na indústria alimentícia. Para nós, o substituto da goma xantana é o CMC - carboximetilcelulose ou a goma ágar. Ambos agem como espessantes e aglutinantes. São encontrados em revendedores de produtos para boleiras e doceiras, lojas onde se compram todo tipo de material para confecção de doces e bolos para festa.

O CMC é um componente essencial para os pães sem glúten e também muito utilizado em bolos e biscoitos. É muito importante para o sucesso das receitas que você saiba como empregá-lo. O CMC também é essencial na pasta americana. As doceiras modernas e mais atualizadas utilizam essa pasta para a confecção daqueles bolos de casamento esculturais que levam laços, flores, babados e arranjos tudo feito de massa de açúcar. Contate alguma boleira em sua cidade ou em alguma cidade próxima com esse perfil e pergunte a ela onde você poderá comprá-lo. O CMC é fabricado pela Arcor. (Caso não saiba onde encontrar em sua cidade, entre em contato com a empresa pelo 0800-7090788 ou envie um e-mail para vendas3@arcolor.com.br)

A Proporção Geralmente Utilizada nas Receitas É:

- Para pães: ¾ de colher (chá) para cada xícara de farinha.
- Para bolos: ½ colher (chá) para cada xícara de farinha.
- Para biscoitos: ¼ de colher (chá) para cada xícara de farinha.

Substituindo o Açúcar

Eis o nosso grande problema, substituir o açúcar. É um problema simplesmente por não haver um substituto comum a todos. Cada criança e família irá se adaptar a um substituto em particular. Alguns médicos só permitem o uso de adoçantes naturais, outros permitem qualquer adoçante com a exceção, como já vimos, do aspartame. Essas são algumas opções.

Em minhas pesquisas para a produção das receitas deste livro, encontrei a **glicose de mandioca** produzida pela Yoki, mais segura, pois o produto similar é produzido com glicose de milho e incorre no mesmo problema da frutose: é derivada do milho a que muitos são alérgicos ou podem vir a ser, além de muito provavelmente ser proveniente de milho transgênico. A glicose desse produto é obtida pelo processamento da mandioca e a ela junta-se o açúcar invertido. O açúcar invertido é a sacarose com as moléculas de glicose e frutose quebradas, isso facilita a digestão do mesmo. Mais ou menos o mesmo processo que é feito com a proteína isolada da soja que é parcialmente quebrada para ser utilizada em fórmulas especiais para alérgicos. É um bom substituto para a utilização nas receitas.

Néctar de Agave

O xarope de agave é um néctar extraído de um tipo de cáctus muito comum no México chamado agave-azul (*Agave tequillana*) parente da babosa (*Aloe vera*). É um adoçante 100% natural, rico em frutose (90%), sendo bom para o controle de diabetes e hipoglicemia, regulando a taxa de insulina. Tem poder adoçante maior do que a sacarose (40% a mais com menos calorias), e também é rico em sais minerais. Estudos indicam que ele estimula o crescimento da flora intestinal e impede o crescimento de bactérias nocivas, como *Escherichia coli*, listeria e salmonella e as produtoras de caries. Sendo apontado também por aumentar a absorção de cálcio e magnésio. Tem a vantagem de ter um sabor neutro o que não é o caso do mel, por exemplo, sendo mais líquido do que este, dissolve-se facilmente em líquidos frios.

Maple Syrup

É um xarope proveniente da seiva da planta maple, conhecida no Brasil como bordo. Lembra um melado, calda doce com cor de caramelo. Produzido na parte leste da América do Norte durante os meses de março e abril, deve ser congelado à noite e descongelado durante o dia. É muito utilizado pelos norte-americanos e canadenses em panquecas, *waffles* e outras sobremesas em geral.

Xylitol

O xylitol é um carboidrato de ocorrência natural que é produzido por fontes naturais como a bétula. É amplamente encontrado na natureza em frutas e hortaliças, e também é produzido no corpo humano como parte do metabolismo normal da glicose.

Sendo livre de açúcar (*sugar free*) e tendo reduzidas calorias, apesar de ser doce como a sacarose, o xylitol tem encontrado aplicação em inúmeros produtos como edulcorante. É utilizado em receitas na mesma proporção do açúcar. Assim como o *maple syrup* e o néctar de agave, é possível importar. Aqui não é encontrado para venda.

Estévia

É encontrada na forma líquida e em pó. Eu e meu filho nos adaptamos muito bem ao líquido para adoçar bebidas, mas ao pó não. O sabor residual amargo é muito marcante nas estévias produzidas aqui. Os nossos pós de estévia também têm quantidades ínfimas de esteviosídeo. Em todas as marcas, o que impera é o veículo químico, ora a maltodextrina proveniente do milho, ora a lactose. Por esse motivo a estévia produzida no Brasil não é medicinal, nem tão pouco uma boa alternativa para nossas crianças. Se a família tiver condições de mandar vir de fora, é uma boa opção. Procure por extrato de estévia em concentração superior a 80%. O extrato puro de estévia da marca KAL, vendida na *www.amazon.com*, é excelente e não deixa sabor residual. Também rende bastante, pois você usará no máximo ¼ de colher de chá em receitas.

A estévia é um pequeno arbusto perene que pertence à família dos crisântemos e é nativa no Paraguai. Você também encontra estévia pura do Paraguai no site *www.steviashopping.com*. Essa planta tem uma extraordinária capacidade adoçante. Em sua forma natural é aproximadamente 10 a 15 vezes mais doce que o açúcar doméstico normal. Na sua forma mais comum de pó branco, extraído das folhas da planta, chega a ser de 70 a 400 vezes mais doce que o adoçante natural. Por esse motivo é o açúcar mais poderoso do mundo.

A estévia é conhecida ainda pelas suas propriedades medicinais e foi usada pelos índios em virtude de seus dotes curativos por centenas de anos. Estes são os seus possíveis empregos medicinais: diabete, obesidade, hiperatividade, pressão alta, hipoglicemia, indigestão, candidíase e, além disso, é um tônico salutar para a pele e inibe o desejo de carboidratos.

Para os que tiverem acesso a esses produtos, vejam a seguir o quadro de conversão do açúcar.

Substituindo o Açúcar em Receitas

1 xícara de açúcar equivale a:

Néctar de agave	¾ de xícara de néctar de agave. Reduza os líquidos em ¼ de xícara para cada xícara de agave.
Mel	½ a ¾ de xícara de mel. Reduza os líquidos em ¼ para cada xícara de mel. Adicione ¼ de colher (chá) de bicarbonato de sódio para cada medida de mel.
Maple Syrup	As mesmas recomendações do mel.
Frutose	½ xícara de frutose.
Estévia	1 colher (chá) de estévia. Talvez seja necessário aumentar os ingredientes secos. A substituição fica melhor em receitas que requerem pouco açúcar.
Xylitol	1 xícara de xylitol.

Substituindo os Ovos

Muitos amigos das listas de autismo do Yahoo ao saberem de minhas pesquisas para a produção deste livro, começaram a me pedir para arrumar um substituto para o ovo que pudesse ser utilizado facilmente nas receitas.

Foi então que cheguei a uma mistura revolucionária porque os produtos com esse substituto ficam ainda melhores do que as receitas originais.

- **Modo de fazer:**

1. Misture 1 colher (sopa) de farinha de linhaça dourada com ⅓ de xícara de água mineral. Deixe repousar por 3 minutos e bata essa mistura no liquidificador. Formará uma mistura viscosa muito parecida com clara de ovo.
2. Transfira para uma vasilha. Adicione ⅓ de xícara de óleo de canola e uma colher (chá) de emustab (emulsificante utilizado para a produção de sorvetes). O emustab é o emulsificante mais recomendado no mercado brasileiro porque o seu similar tem derivado de soja.
3. Bata com a batedeira em velocidade alta até atingir uma mistura homogênea e parecida com ovos batidos em neve. Está pronto para ser utilizado em receitas.

Essa mistura pode ser empregada em bolos, pães, panquecas, biscoitos e em qualquer receita em que o ovo é utilizado. Mas você deve selecionar receitas nas quais é utilizado 1 ou 2 ovos e de 1 a 1½ xícara de açúcar no máximo. Qualquer receita deste livro compatível com estas medidas, pode ser convertida. Tome o cuidado de diminuir ⅓ do óleo que for pedido na receita.

Tenho notado também que na maioria das vezes as receitas precisam de um pequeno ajuste na quantidade de líquido, algo em torno de ½ xícara a mais.

Com o tempo, você irá adquirindo experiência e fazendo com facilidade os ajustes que achar necessários.

Bolos sem Ovos, Muito Saborosos

Antes de tudo, selecionar as receitas. Leia a receita com cuidado e veja a proporção de farinha usada para cada ovo. Selecione receitas que levem apenas 1 ou 2 ovos e pelo menos 200 gramas (2 xícaras) de farinha.

Num bolo, os ovos têm duas funções básicas: ligar os componentes e dar ao bolo uma consistência leve. As trocas a seguir servem para a maioria das receitas de bolos com poucos ovos. Sempre misture bem os itens molhados de cada receita.

- **Para Bolos Comuns**

  Troque cada ovo por:
  2 colheres (sopa) de leite vegetal
  ½ colher de suco de limão
  ½ colher de bicarbonato de sódio

- **Para Bolos de Tabuleiro**

  Troque cada ovo por:
  2 colheres (sopa) de leite vegetal ou de creme de leite (vegetal)
  ¼ de colher (chá) de fermento em pó

- **Para Bolos de Frutas**

  Troque cada ovo por:

1 colher (sopa) de farinha de soja
1 colher (chá) de araruta
2 colheres (sopa) de água

Substitutos da Manteiga

- **Para Bolos**

Troque a manteiga ou margarina por: o mesmo peso em óleo de arroz, de girassol ou de milho.

- **Para Biscoitos**

As receitas deste livro já estão adaptadas. Trocar manteiga ou margarina por óleo ou *ghee* em biscoitos geralmente não dá certo.

Substitutos do Fermento

- **Para Bolos e Biscoitos**

Troque cada colher de sopa por 1 colher de chá de bicarbonato de sódio.

Substitutos do Leite

- **Leite de Coco Caseiro**

Bata no liquidificador 1 xícara de coco ralado natural com 1½ xícara de água morna e coe num pano de algodão. É muito gostoso e suave. Fica ótimo puro, para vitaminas e mingaus ou para utilização em receitas como substituto do leite de vaca. Dura dois dias em geladeira.

- **Leite de Amêndoas**

⅔ de xícara (chá) amêndoas cruas e sem cascas deixadas de molho por 8 horas
1 colher (sopa) de mel
1 pitada de sal marinho
¾ de xícara (chá) água

Bata no liquidificador por um minuto, até a mistura ficar pesada. Acrescente 3¼ xícara de água (total de 4 xícaras) e bata mais um pouco. Peneire e aproveite o resíduo em outras receitas (pão, bolo, farofa etc.).

Esse leite deve ser conservado na geladeira. Se for fervido, talha. É excelente para usar no café, ou tomar puro.

- **Leite de Arroz I**

1 xícara (chá) arroz cru lavado (branco ou integral de preferência orgânico)
2 xícaras (chá) de água quente

Deixe de molho por 4 horas. Bata no liquidificador e passe por uma peneira bem fina. A essa papa, adicione mais 1 litro de água, estévia e baunilha a gosto e passe por coador de café de pano, aqueles do tempo da vovó, encontrado em bazares e lojas de 1,99.

Se quiser, também se pode usar na receita inicial ¾ de xícara de arroz e ¼ de xícara de amêndoas, suaviza o gosto forte do arroz. Você também pode adicionar cálcio através de 1 colherzinha (café) de pó de cálcio de ostras, ou de casca de ovo vendido em lojas de produtos naturais. Se quiser adicionar ômega 3, utilize óleo de linhaça ou girassol também, em pouca quantidade.

- **Leite de Arroz II**

4 xícaras (chá) água fervente
2 xícaras (chá) arroz branco ou integral
Fava de baunilha e uma pitada de sal

Lave o arroz. Coloque-o em uma vasilha junto com a baunilha e adicione a água fervente deixando-o de molho por 2 horas. Retire a baunilha. Bata o arroz com a água em um liquidificador, dividindo-o em duas partes. Bata a primeira parte, coloque-o em uma panela, repita a operação com a segunda parte. Leve esta papa ao fogo junto com a baunilha, o sal e mais um litro de água e cozinhe em fogo baixo por vinte minutos. Coe esta mistura em um coador de pano e utilize.

- **Leite de Arroz III**

  2 xícaras (chá) arroz branco ou integral
  10 xícaras (chá) água
  1 coco inteiro
  1 litro de água

Cozinhe o arroz com as 10 xícaras de água por 15 minutos ou até o arroz ficar "ao dente". Coe com uma peneira para utilizar o líquido. Guarde o arroz para aproveitar em receitas. Bata o coco no liquidificador com um litro de água. Coe e utilize o líquido. Guarde o coco para utilizar em receitas. Junte o leite de coco com o leite de arroz. Adoce e aromatize com baunilha a gosto.

Introduzindo os Reforços

Depois das substituições feitas e já estando confortável com a dieta, é hora de enriquecer a alimentação e introduzir reforços - alimentos com alto valor nutritivo -, que regeneram e proporcionam maior valor nutricional, acelerando o processo de recuperação do organismo.

Alimentos Fermentados

A fermentação dos alimentos é um processo utilizado há séculos, tanto para conservar o alimento, como para prevenir o aparecimento de doenças. Existem registros do uso de fermentados pelos sumérios, babilônicos e egípcios, bem como inscrições datadas de mais de mil anos a.C. sobre o uso da soja fermentada pelos chineses.

A fermentação produz enzimas que facilitam a digestão correta dos alimentos, promove a absorção perfeita dos minerais, como o ferro e o zinco, e ativam a síntese de vitaminas. Os alimentos fermentados possuem bactérias que são benéficas no repovoamento do tubo intestinal, ajudando a regularizar a sua flora e a manter a permeabilidade correta de sua membrana. Estimulam as defesas imunitárias, ajudando a tratar várias patologias e impedindo o aparecimento de outras.

Os alimentos fermentados estimulam o crescimento dos lactobacilos que, por sua vez, desprendem ácido lático, um adstringente natural e saudável que destrói as bactérias intestinais nocivas e contribui para uma melhor digestão e assimilação de nutrientes. O resultado é um cólon limpo, em que as bactérias nocivas não sobrevivem.

Mas os alimentos fermentados devem ser introduzidos com muito cuidado, devagar e em pouca quantidade, somente depois que o aparelho gastrintestinal estiver mais recuperado com as mudanças alimentares. Esses alimentos em pessoas com estômago sensível podem provocar azia e refluxo.

- **Kefir**

Para quem nunca ouviu falar, kefir é uma bebida fermentada, produzida a partir de microrganismos vivos que não são comercializados, e sim disponibilizados, pessoa a pessoa, por meio de amostras. Existem comunidades de doadores na internet. Quando eu era menina, minha mãe teve durante algum tempo em casa e chamava-os de bichinhos do iogurte.

Como Preparar o Kefir

O kefir é facilmente preparado em casa. O leite, em nosso caso o vegetal, é colocado em um recipiente apropriado de vidro com boca larga, limpo, com os grãos de kefir. Para cada 200 ml de leite vegetal, qualquer um de sua preferência, adiciona-se 1 colher de sopa de grãos de kefir. Mexa com colher de plástico. O conteúdo é deixado à temperatura ambiente por aproximadamente 24 horas. Em dias muito quentes os grãos fermentarão em cerca de 12 horas. O leite fermentado é coado em peneira de plástico, nunca de metal, para separar e recuperar os grãos do kefir líquido que são adicionados a mais leite fresco, repetindo o processo. Os grãos de kefir são para sempre. O kefir líquido já fermentado e coado pode ser consumido imediatamente ou refrigerado para consumo posterior. Se quiser deixá-lo mais suave, pode acrescentar mais leite vegetal ou batê-lo no liquidificador com gelo e frutas como morango, banana, pera ou outra fruta de sua preferência. O kefir também pode ser utilizado em qualquer receita em que é pedido o uso de iogurte, tendo o cuidado de utilizá-lo em receitas frias, que não vão ao fogo ou forno. O cozimento mata as bactérias e o alimento perde assim todas as suas propriedades.

Como são cultivados em ambiente líquido, os grãos se multiplicam. Eventualmente uma parcela deve ser removida para prevenir a superpopulação. Esse processo ajuda também a manter uma relação constante entre grãos e líquido. Estes grãos excedentes podem ser doados ou consumidos triturados no liquidificador com o próprio kefir ou outras bebidas.

Benefícios do Kefir

É um alimento facilmente digerível e uma rica fonte de proteínas e cálcio, que pode ser incluído na dieta diária de qualquer pessoa. Em linhas gerais, promove uma purificação orgânica que auxilia a saúde, restaura rapidamente a microflora intestinal, ajuda na assimilação dos nutrientes das refeições diárias, aumenta a resistência imunológica, tem propriedades antibacterianas e antifúngicas e fornece boas quantidades de ferro e vitaminas.

Tofu

É um produto obtido da cozedura, fermentação e prensagem dos grãos de soja. É vendido embalado seco ou fresco e também é conhecido como queijo de soja. As embalagens de tofu fresco apresentam um líquido, que constitui o soro que o mesmo libera. Após a abertura da embalagem, o tofu que sobra deve ser guardado na geladeira, submerso em água, que deve ser trocada de 3 em 3 dias para o manter fresco. Deve ser consumido o mais breve possível.

Uso Culinário

O tofu tem sabor neutro, podendo ser utilizado em receitas doces e salgadas. Como mais de 90% da produção de soja no Brasil já é de soja transgênica, procure dar preferência ao tofu orgânico, pois é proibido o uso de culturas transgênicas em orgânicos.

Ghee

A *ghee* é uma forma semi-líquida de manteiga da qual a água e os elementos sólidos do leite foram removidos pelo aquecimento e pela filtragem. Ela é 100% gordura, livre de todo resíduo de leite e, portanto, sem caseína. Durante esse processo, a manteiga sem sal é derretida, devagar, e as gorduras saturadas vêm para a superfície em blocos, formando uma camada de espuma densa. Essa espuma é retirada várias vezes, até que se eliminem todos os resíduos da manteiga, até que toda a água evapore e reste apenas o óleo. A *ghee* tem sido utilizada na medicina ayurvédica e em diversas culturas, para cozinhar, há mais de 2 mil anos. A *ghee* não possui ácidos graxos trans e é muito estável em temperaturas mais altas de cozimentos. É excelente para preparar carnes, caldos e sopas e grelhar legumes. É rica em vitamina A e ácido butírico, um ácido graxo de cadeia curta produzido pelas bactérias a partir do consumo de fibras solúveis, ambos ajudam a recuperar a mucosa intestinal.

A *ghee* pode ser feita em casa, o que diminui muito o seu custo, ou ser comprada em lojas de produtos naturais. Caso queira prepará-la em casa, existem alguns sites inclusive com fotos mostrando passo a passo a sua produção.

Faço uma ressalva: a *ghee* só deve ser usada depois de 6 meses em dieta completa sem laticínios e derivados. Desta maneira você saberá se mesmo com todos os cuidados, a sua criança terá reação negativa. Como a *ghee* é um derivado do leite, pode sim haver traços de leite e consequentemente de caseína. Na nossa cozinha, ela só é imprescindível para fazer biscoitos, pois não há um substituto a altura para uso doméstico. Se você não quiser utilizá-la de maneira nenhuma, há receitas de biscoitos neste livro utilizando óleo no lugar da *ghee*.

Grãos Germinados

Os grãos germinados são praticamente os únicos alimentos que chegam a nossa mesa com seu valor nutritivo aumentado. O alimento cru mantém as suas propriedades. O alimento cozido perde algumas de suas propriedades. O grão germinado tem suas propriedades multiplicadas em até 20 vezes, o que possibilita a realização de uma alimentação muito mais rica e completa, sem a dependência do consumo de suplementos alimentares quimicamente manipulados. Esse aumento de nutrientes deve-se a uma explosão de atividade enzimática, que promove a quebra da proteína e do amido da semente em aminoácidos, peptídeos e carboidratos mais simples, para que a semente cresça. É por isso que sementes e grãos germinados são essencialmente uma comida pré-digerida. As vitaminas, minerais e a atividade antioxidante também são aumentadas com a germinação. Ao mesmo tempo em que há um aumento de nutrientes, há uma redução de fatores anti-nutricionais. A germinação remove agentes nocivos como oxalatos e inibidores de enzimas.

Os grãos germinados constituem uma excelente fonte alimentar para autistas, pois ajudam em tudo o que já lemos até agora: facilitam as reações metabólicas e a regeneração celular, bem como a reação, estimulação e aumento das defesas imunitárias, regeneram a flora intestinal e estimulam a digestão.

É uma das poucas fontes vegetais rica em vitamina B12, muito importante para o ciclo de metilação. É também fonte de minerais, como cálcio, ferro, magnésio, fósforo, potássio, enxofre, entre outros. Porém, isso tudo é válido somente para o alimento cru. Quando há o cozimento desses alimentos, eles perdem praticamente todo o valor nutritivo. Como autistas são muito seletivos na alimentação e resistentes a mudanças, os grãos germinados têm sido mais aceitos pelas nossas crianças batidos no suco verde - feito com legumes e verduras - ou nos sucos em geral. Pode-se também tentar receitas de docinhos e sobremesas da alimentação viva. A internet é uma farta fonte dessas receitas.

Como Germinar os Grãos

Escolha grãos integrais e orgânicos com casca e que estejam inteiros, sem lascas, quebrados ou partidos.

- Hidrate os grãos ou sementes deixando-os de molho em água mineral ou sem cloro e flúor, por 8 horas, em um recipiente de vidro com boca larga tampado com filó preso à boca do recipiente com elástico;

- Depois das 8 horas de molho, escorra a água e lave os grãos de uma a três vezes ao dia, deixando o vidro inclinado num ângulo de 45° para evitar o acúmulo de água dentro do recipiente;
- Quando o bico do grão estiver saindo da casca, está pronto para ser consumido.

Fonte: Viva saudável (http://vidasaudavel.powerminas.com/).

Alimentos Disfarçados

Não gostar de verduras e legumes, ou ter aversão a qualquer pedacinho de tempero ou coisa entranha em seu prato, não é um privilégio de autistas. É difícil convencer as crianças de que elas devem comer comida mais saudável, a não ser que sejam educadas desde bebês ou o consumo desses alimentos seja um hábito familiar diário e em todas as refeições. Os autistas ainda têm o agravante de disfunção sensorial que pode levar a recusa de muitos alimentos com texturas e cores diferentes.

Para incrementar os nutrientes consumidos por nossas crianças, disfarçar legumes e verduras dentro de outros alimentos é uma técnica válida e interessante. Basta cozinhar os legumes e verduras no vapor, triturar num processador e guardar em porções individuais no freezer para ter a mão sempre que necessário. Esse procedimento é bastante válido porque evita um trabalho extra na hora de preparar as refeições, e, muitas vezes, você acabar desistindo de incrementar o prato por esse motivo. Essas porções poderão, por exemplo, ser adicionadas a molhos de macarrão e pizza, em vitaminas, sucos ou leite, em almôndegas e hambúrgueres e em qualquer outro prato que você decida.

Mas para isso é necessário ter cuidado com o índice glicêmico dos alimentos. O índice glicêmico é a habilidade, ou velocidade, que o alimento possui em ser absorvido e elevar a glicemia (taxa de glicose sanguínea), comparado à glicose. Dependendo do índice glicêmico dos alimentos é que podemos saber o quão rápido esse carboidrato vai ser transformado em glicose.

Alimentos de alto índice glicêmico causam um rápido aumento de açúcar no sangue causando hiperglicemia. Para lidar com essa situação, o corpo é obrigado a aumentar seu esforço metabólico a fim de que o pâncreas produza insulina para lidar com este aumento súbito de açúcar. Como consequência dessa rápida produção de insulina, cerca de uma hora depois, os níveis de açúcar baixam bastante provocando hipoglicemia.

Esse gatilho de alta e baixa de glicose no sangue é bastante prejudicial para qualquer um, especialmente para nossas crianças. Nos momentos de hiperglicemia são notados: hiperatividade, falta de concentração e de habilidade para focar num aprendizado, agressões e outras anormalidades comportamentais, como tendências maníacas ou obsessivas e auto-estimulação. Nas fases de hipoglicemia, eles se sentem mal, possivelmente têm dor de cabeça e fadiga com suor excessivo e frio, reagindo com mau humor, birras e agressões.

Para ajudar a reduzir o impacto da velocidade de absorção da glicose, deve-se tomar alguns cuidados:

- Ingerir alimentos de baixo índice glicêmico.
- Ingerir fibras solúveis.
- Aumentar a frequência das refeições.
- Ingerir proteínas juntamente com o carboidrato.
- Ingerir gordura juntamente com o carboidrato.

Alimentos de Baixo Índice Glicêmico

- Abobrinha, acelga, agrião, aipo, alcachofra, alface, alho, almeirão, aspargo, azedinha, azeitona, berinjela, bertalha, brócolis, broto de alfafa, broto de bambu, caruru, cebola, cebolinha, cenoura crua, coentro, cogumelo, couve, couve-flor, endívia, ervilha em vagem, espinafre, jiló, maxixe, mostarda, nabo, nabo japonês, palmito, pepino, pimentão, quiabo, rabanete, repolho, rúcula, salsa, serralha, taioba, tomate e vagem.
- Ervilhas secas, todos os feijões, exceto as favas e o feijão-vermelho, grão-de-bico, lentilha e soja.
- Amendoim, amêndoas, avelã, castanha de caju, gergelim, linhaça, nozes, semente de abóbora e semente de girassol.
- Ameixa vermelha, cereja, damasco fresco, damasco seco, figo, *grapefruit*, laranja, maçã, pera, pêssego e nectarina.

- Geleia de frutas sem açúcar, frutose e estévia.
- Carne de aves sem pele, carne bovina magra, carne de caça, peixe, presunto magro, peito de peru, ovos e queijo de soja.
- Óleos vegetais e azeite de oliva extravirgem.

Observação: com relação às frutas, quanto menos processadas (ou seja, cruas e com as cascas), menor o índice glicêmico; os sucos aumentam assustadoramente esse índice.

Os Alimentos com Índice Glicêmico Razoável

- Arroz integral e trigo sarraceno.
- Kiwi, morango, uva, suco natural de maçã ou de laranja, sem peneirar.
- Batata doce.
- Feijão-vermelho.

Caldos Caseiros

O caldo é um líquido proveniente da cozedura de legumes, carne e carcaças de peixe ou de frango. Esses caldos são ricos em nutrientes disponíveis em forma de fácil absorção, por isso, a canja de galinha e as sopinhas são tão recomendadas em estados de convalescença. Os caldos contêm gelatina natural que ajudam na digestão e na recuperação. Além de enriquecer o sabor dos alimentos, aumenta a quantidade de nutrientes de pratos simples. Em todo alimento que necessite de água para o cozimento, pode ser utilizado um caldo: sopas, cremes, arroz, feijão e até mesmo no macarrão (sem glúten, claro).

Para se obter um caldo bem aromático e rico em nutrientes, os alimentos devem ser introduzidos em água fria, cozidos sobre fogo baixíssimo e temperados com sal. Adicionando-se ao caldo ervas aromáticas e especiarias, o seu sabor e aroma ficarão ainda mais ricos.

Durante a preparação dos caldos, deve-se retirar a espuma que vai se for formando à superfície com uma espumadeira, previamente molhada em água fria. Depois de frios, devem ser desengordurados retirando-lhes a película de gordura que solidificou à superfície.

PARTE 2

As Receitas

As receitas deste livro são baseadas em todos esses conceitos que eu aprendi. Com a experiência de mais de dez anos em produção de comidas, bolos e doces para festas, aprendi a ter um olhar certeiro para selecionar receitas com um grande potencial de acerto. Todas as dicas dadas aumentarão muito as suas chances de sucesso na cozinha. As receitas foram testadas por mim e por pais que se voluntariaram para isso. Algumas receitas já faziam parte do cardápio habitual de algumas crianças.

Sei que toda mudança alimentar é penosa, sem contar com um universo totalmente novo de ingredientes para a maioria das famílias. Portanto, as receitas deste livro são compatíveis com os diversos estágios que você irá passar. Todas as receitas são sem glúten, sem caseína, corantes, glutamato, aspartame e químicos que comprometam a dieta em si e é consenso entre todos os profissionais que seguem esta linha de tratamento. Todo o restante, como a retirada ou substituição de açúcar, soja, milho e farinhas, varia bastante.

Além disso, ainda temos de contar com a falta de tempo para cozinhar, a falta de jeito e de vontade de cozinhar, o gosto pessoal de cada um, o ritmo de vida atual, os costumes alimentares modernos e de cada família, as limitações sensoriais das nossas crianças, as preferências comerciais delas, o ritmo alimentar com que foram acostumadas até agora etc.

Neste livro, você encontrará receitas com e sem açúcar, com e sem farinha, com e sem ovos, mais simples ou mais elaboradas, sendo possível você ir direto ao ponto e atender a todas as suas necessidades, ou passar por diversos estágios até chegar ao seu ideal.

As receitas estão selecionadas por refeições: matinais, pratos principais que servem para almoço e jantar, e lanches. Há capítulos especiais para pães, bolos, biscoitos, sobremesas, sorvetes e *milk shakes* e cardápio para festas, sendo possível variar bastante entre as opções disponíveis de acordo com suas necessidades.

Um cuidado especial foi dispensado em arrumar substitutos para os produtos mais comuns que notamos na alimentação das crianças de hoje, como nuggets, pizzas, biscoitos recheados, pão francês, danoninho e bolinho Ana Maria, podendo desta maneira, facilitar a transição. Outro cuidado foi o de utilizar receitas ao gosto da maioria das famílias para que todos consumam o mesmo alimento, facilitando o trabalho e promovendo a interação familiar.

Para produzir as receitas é aconselhável que se providencie para a dispensa, produtos básicos para a confecção de alimentos sem glúten e sem leite:

No Armário:

- Farinhas de arroz, polvilho, fécula de batata, amido de amido, araruta, fubá e mandioca.
- Fermento em pó químico e biológico seco e bicarbonato de sódio.
- Aglutinantes: CMC, goma ágar, gelatina em pó sem sabor e liga neutra.
- Chocolate em pó, cacau em pó ou o seu substituto, alfarroba, chocolate meio amargo em barra sem glúten e sem leite.
- Leite de coco e creme de leite vegetal.
- Macarrão sem glúten feito de arroz ou de milho, molho e extrato de tomate, óleos vegetais, sementes, castanhas e amêndoas.

Na Geladeira:

- Ovos.
- Creme vegetal (margarina sem leite) e *ghee* (manteiga clarificada da qual o leite é retirado).
- Leite vegetal.
- Frutas e legumes.

É de muita ajuda que você tenha uma cozinha basicamente equipada com os seguintes eletrodomésticos:

- Um liquidificador de potência alta de preferência 700 ou 800 watts.
- Um processador de alimentos.
- Uma batedeira de mão potente.

Se quiser ter mais recursos para preparar tudo em casa, vale a pena adquirir uma sorveteira, máquina para fazer *wafles*, iogurteira, batedeira mais potente – a Arno Planetária ou a Kitchenaid –, e máquina para fazer leite vegetal caseiro.

Utensílios Domésticos:

- Assadeiras de três tamanhos diferentes.
- Formas para pão pelo menos duas pequenas e uma média.
- Formas para bolos.
- Forma para pudim com 22 cm de diâmetro.
- Cortadores de biscoitos de 3 e 4 cm de diâmetro e alguns de outros formatos.
- Formas para bolinhos ou muffins que podem ser improvisados com formas para empadas grandes.
- Refratários e vasilhas de diversos tamanhos.
- Espátulas, batedor de ovos, colheres de diversos tamanhos, medidores de xícaras e de colheres.
- Modelador de hambúrguer.
- Picoleteira.

- Batedor de ovos.
- Papel alumínio, papel manteiga, filme plástico.

No final do livro, você encontrará listas de produtos prontos disponíveis em supermercados, lista de fornecedores e alguns locais para comprar e uma lista de produtos e fornecedores de orgânicos, podendo, assim, produzir todas as receitas organicamente.

Espero sinceramente que este livro seja útil a você e traga maior qualidade de vida para seu filho e toda a sua família.

Matinais

Estas são receitas que você pode utilizar para o café da manhã. Junto com as receitas de bolos e bolinhos, pães, *milk shakes* e sucos, você terá uma grande variedade de cardápio à disposição.

Panquecas Americanas

Receita testada e aprovada por Claudia Dias, Portugal.

- **Ingredientes**

1 xícara (chá) da mistura de farinha sem glúten (ver página 82)
1 colher (sopa) de açúcar
2 colheres (chá) de fermento em pó
¼ de colher (chá) de sal
1 ovo
½ xícara (chá) leite vegetal ou água

- **Modo de Fazer**

1. Misture a farinha, o açúcar, o fermento e o sal.

2. Adicione o ovo, o óleo, o leite vegetal e misture bem até ficar homogêneo.
3. Para cada panqueca, coloque ¼ de xícara dessa mistura em uma frigideira antiaderente pequena bem quente. Quando as beiradas estiverem secas e o centro com bolhas, vire-as para terminar o cozimento.

Rendimento: 12 panquecas.

Nota: A massa deve estar fluida o bastante somente para cair da colher, mas firme o suficiente para a panqueca formar um círculo perfeito. Se a massa ficar muito firme, adicione um pouco mais de água, aos poucos.

Dica: Sirva com o falso creme de amendoim, com a falsa Nutella, com as geleias, patês ou purês de frutas orgânicas da Biodaterra.

Waffles

Receita testada e aprovada por Claudia Dias, Portugal.

▪ Ingredientes

1 xícara (chá) mistura de farinha sem glúten
1 colher (sopa) de açúcar
2 colheres (chá) de fermento
¼ de colher (chá) de sal
2 ovos
¼ de xícara (chá) óleo
⅔ de xícara (chá) leite vegetal ou água

▪ Modo de Fazer

1. Misture a farinha, o açúcar, o fermento e o sal.
2. Adicione os ovos, o óleo e o leite vegetal aos ingredientes secos e mexa até a massa ficar homogênea.

3. Coloque a massa na fôrma de *waffle* preaquecida. Cozinhe até que as luzes do tostador se apaguem, cerca de 3 a 5 minutos.

Rendimento: cerca de 10 *waffles*.

Dica: sirva com o falso creme de amendoim, com a falsa Nutella, com as geleias, patês ou purês de frutas orgânicas da Biodaterra.

Waffles de Chocolate

Receita do livro *Gluten-free Baking*, testada e aprovada por Claudia Marcelino e família, Rio de Janeiro (RJ).

Você pode servi-los acompanhados de frutas picadinhas, somente um tipo de fruta ou uma salada. Com cremes de frutas como os da Biodaterra, ou papinhas de bebês compradas prontas. Com sorvete, fica uma ótima sobremesa.

▪ Ingredientes

1¾ xícara (chá) de farinha de arroz ou creme de arroz
½ xícara (chá) amido de milho
½ xícara (chá) açúcar cristal ou granulado
1 colher (sopa) de fermento em pó
¾ de colher (chá) de sal
100 g de chocolate meio amargo derretido no microondas por 1 minuto junto com ¾ de xícara de *ghee* ou creme vegetal
3 ovos grandes
1 colher (chá) de extrato de baunilha

▪ Modo de Fazer

1. Em uma vasilha média, misture os ingredientes secos.

2. Em uma vasilha separada, misture com um batedor de ovos o chocolate derretido com a *ghee* ou creme vegetal. Adicione o leite vegetal, os ovos e a baunilha até conseguir uma mistura homogênea.
3. Adicione os ingredientes secos à mistura de chocolate. Misture bem para incorporar todos os ingredientes. Deixe a massa descansar por 10 minutos.
4. Unte a chapa de *waffle* com creme vegetal e aqueça-o. Coloque cerca de 1/3 de xícara de massa para cada *waffle* e cozinhe até a lâmpada verde acender, ou conforme as instruções de seu aparelho.
5. Esses *waffles* são macios e fofos, bem parecidos com uma fatia de bolo.

Rendimento: 18 *waffles*.

Dica: sirva com o falso creme de amendoim, com a falsa Nutella, com as geleias, patês, ou purês de frutas orgânicas da Biodaterra. Fica ótimo com frutas picadinhas e calda de chocolate.

Panquecas

Esta é a receita de panqueca que utilizava em casa, mas na versão sem glúten. Testada e aprovada por Claudia Marcelino e família, Rio de Janeiro (RJ).

- **Ingredientes**

1 ovo
1 xícara (chá) de líquido (água, leite de arroz ou suco)
1 colher (sopa) de óleo
1 xícara (chá) de farinha sem glúten (farinha de amêndoa ou de arroz)
1 colher (chá) de fermento

- **Modo de Fazer**

1. Misture os ingredientes líquidos.
2. Numa vasilha separada, misture os ingredientes secos.

3. Junte as duas misturas, bata vigorosamente. A massa deve ficar fina. Faça panquecas finas.

Variações: Adicione estévia, canela, coco ralado, amêndoas em lascas, bananas fatiadas ou nozes. Esses ingredientes podem ser adicionados às panquecas enquanto são feitas, ou batidas no liquidificador junto com a massa. Sirva com banana, castanhas picadas, ou papinha de frutas para bebês. Servida com a falsa Nutella, banana fatiada e calda de chocolate quente, vira uma excelente sobremesa. Costumo servir assim aqui em casa.

Nota: Esta massa também pode ser utilizada para fazer panquecas salgadas.

Iogurte de Canjica

Receita desenvolvida, testada e aprovada por Claudia Marcelino e família, Rio de Janeiro (RJ). A ideia é imitar a textura do iogurte e assim substituí-lo por outros alimentos.

- **Ingredientes**

½ kg de canjica
Água o quanto baste
Açúcar ou adoçante estévia a gosto
Gotas de baunilha

- **Modo de Fazer**

1. Na véspera, deixe a canjica de molho.
2. No dia seguinte, escorra a água, coloque outra e leve a canjica para cozinhar em fogo que não seja muito forte até que os grãos fiquem bem moles (verificar apertando os grãos entre os dedos). Quando estiver nesse ponto, retire do fogo e deixe esfriar.

3. Pegue os grãos com uma escumadeira e ponha no liquidificador.
4. Bata, acrescentando a água do cozimento aos poucos, até obter a consistência desejada.
5. Junte o açúcar ou a estévia e a baunilha.
6. Coe em uma peneira.

Está pronto o iogurte natural. A este iogurte, você pode acrescentar a fruta que quiser e bater novamente. Se quiser, pode agregar mais um pouco de frutas bem picadas. Pêssego, morangos, ameixas são algumas sugestões. Fiz o iogurte de coco apenas acrescentando o leite de coco.

Mingau de Tapioca

- **Ingredientes**

5 colheres de tapioca
2 colheres de açúcar mascavo
1 copo de leite de arroz
1 copo de leite de coco caseiro *ou* 2 copos de leite de coco caseiro
1 pitada de sal
cravo e canela em pau a gosto

- **Modo de Fazer**

1. Numa tigela, deixe a tapioca de molho na água por 15 minutos.
2. Transfira para uma panela e junte o leite de coco, o leite de arroz, o açúcar mascavo e a canela em pau.
3. Leve ao fogo médio, mexendo sempre até ferver e engrossar. Junte o sal e misture. Sirva quente e polvilhe com canela.

Granola sem Glúten

Receita testada e aprovada por Claudia Marcelino e seu filho Mauricio, Rio de Janeiro (RJ).

Na verdade, o que tem no armário eu utilizo, além do que está listado, como sementes de girassol, quinua em grãos e frutas secas, como maçã, pêra e banana picadinhas, castanha-do-pará, amêndoas laminadas... Esta receita de cereal nunca se repete! É rica em fibras que ajudam a regular o intestino, e fornece bastante energia e nutrientes.

▪ Ingredientes

2 xícaras (chá) de flocos de milho light
1 xícara (chá) de flocos de arroz (vendido em lojas de materiais para doceiras)
½ xícara (chá) de coco seco
1 xícara (chá) flocos de quinua
½ xícara (chá) de linhaça
½ xícara (chá) de passas
½ xícara (chá) de frutas desidratadas picadas (pode ser qualquer uma)
¾ de xícara (chá) de açúcar mascavo
¼ de xícara (chá) de óleo de girassol ou de coco
1 colher (chá) de canela em pó

▪ Modo de Fazer

1. Misture tudo delicadamente, menos as passas e as frutas secas.
2. Espalhe em uma assadeira. Leve ao forno baixo preaquecido até estar torrado, mexendo de vez em quando para não queimar.
3. Tire do forno, deixe esfriar, adicione as frutas e guarde em pote de vidro bem fechado.

Granola sem Açúcar

- **Ingredientes**

2 xícaras (chá) de flocos de quinua
1 xícara (chá) de flocos de coco
1 xícara (chá) de amêndoas laminadas (vendida em lojas de cereais)
¼ de xícara (chá) de sementes de linhaça
1 xícara (chá) de purê ou creme de maçã
¾ de colher (chá) de estévia pura
¼ de xícara (chá) de óleo
½ colher (chá) de extrato de baunilha
½ xícara (chá) de tâmaras picadas
½ xícara (chá) de passas
½ xícara (chá) de castanhas-do-Pará picadas

- **Modo de Fazer**

1. Em uma vasilha grande, misture os flocos de quinua, o coco, as amêndoas, a linhaça e reserve.
2. Em outra vasilha, misture o purê de maçã, a estévia, o óleo e a baunilha. Coloque sobre a mistura seca e misture bem e delicadamente.
3. Espalhe a mistura sobre uma assadeira untada e leve ao forno preaquecido a 150°C, por 20 minutos. Retire do forno, mexa e retorne ao forno por mais 10-15 minutos. A granola estará levemente dourada.
4. Retire do forno e deixe esfriar.
5. Adicione as frutas e a castanha-do-Pará, guarde em pote hermeticamente fechado por no máximo uma semana.

Canjica Vitaminada

O farelo de arroz orgânico é rico em nutrientes e minerais, como vitamina E, vitamina B6, niacina, ácido pantotênico, riboflavina, tiamina, folato, magnésio, manganês, zinco, cobre, potássio e ferro. Além disso, é rico em fibras, importantes para o bom funcionamento intestinal além de atuar na eliminação de metais pesados, como o chumbo. A niacina (vitamina B3), presente no farelo de arroz, tem efeito amenizador no sistema nervoso, é bom para a pele, além de ser um poderoso calmante natural.

- **Ingredientes**

  2 copos de canjica cozida
  Leite de coco (a gosto)
  Açúcar ou estévia (a gosto)
  1 colher (sopa) de farelo de arroz
  1 colher (sopa) ou mais de amendoim torrado e moído
  Canela (a gosto)
  1 pitada de sal

- **Modo de Fazer**

  Coloque numa panela todos os ingredientes e deixe ferver. Bata no liquidificador e sirva.

Observação: a quantidade de leite de coco depende da consistência que você quer dar. A canjica pode ser oferecida como mingau ou vitamina de copo.

Danoninho

Receita adaptada, testada e aprovada por Claudia Marcelino e seu filho Mauricio, Rio de Janeiro (RJ).

O morango é rico em vitamina C e também possui, em menor quantidade, vitamina B5, conhecida como niacina. A niacina tem a função de evitar problemas de pele, do aparelho digestivo e do sistema nervoso. Na fruta, também é encontrado o ferro, que faz parte da formação do sangue.

- **Ingredientes**

500 g de morangos lavados. (Dê preferência aos orgânicos. Nunca esqueça que morangos e tomates são os alimentos com maiores índices de agrotóxicos.)
1 xícara (chá) de açúcar ou 4 colheres (chá) de estévia
300 g de tofu escorrido
1 colher (chá) de ágar ágar ou gelatina sem sabor
5 gotas de essência de morango (opcional)

Se quiser dar uma cor mais rosinha, pingue algumas gotas de tintura de beterraba. É só bater um pedaço de beterraba com o mínimo de água, coar e usar esse líquido como corante.

- **Modo de Fazer**

1. Coloque os morangos e o açúcar em um refratário fundo e leve ao micro-ondas por 6 minutos na potência máxima, mexendo a cada 2 minutos.
2. Deixe esfriar um pouco e acrescente a gelatina pulverizando. Ao esfriar, bata no liquidificador junto com os outros ingredientes.
3. Bata até formar uma pasta, a consistência fica maravilhosa. Distribua em copinhos do próprio produto industrializado e leve à geladeira.

Rendimento: rende bastante e é verdadeiramente saudável, sem falar que é muito mais gostoso.

Rabanadas

Esta é uma opção de alimento com ingredientes disfarçados. Receita adaptada do livro *Deliciosos e disfarçados*.

- **Ingredientes**

4 ovos grandes

2 colheres (sopa) de purê de batata-doce ou couve-flor
¼ de colher (chá) de canela
Fatias de pão de forma sem glúten e sem leite
2 colheres (sopa) de *ghee* ou óleo

Para acompanhar: salada de frutas, mel, farinha de linhaça ou farelo de arroz integral.

- **Modo de Fazer**

1. Em uma tigela rasa, bata os ovos, o purê e a canela. Passe as fatias de pão na mistura de ambos os lados, deixando absorver por 30 segundos, não mais que isso para não ficar encharcado.
2. Coloque a *ghee* ou óleo numa frigideira e aqueça em fogo médio. Então coloque as fatias de pão, polvilhe a farinha de linhaça nesse instante se quiser utilizá-la e deixe cozinhar até que fiquem douradas. Sirva as rabanadas quentes e acompanhadas de mel e salada de frutas.

Ovos Mexidos com Couve-flor

A couve-flor é rica em vitamina C, diversas vitaminas do complexo B e apresenta moderada quantidade de betacaroteno. Contém fósforo, cálcio, magnésio, sódio e ferro, além de zinco, iodo, cobre e flúor. Produz efeitos desintoxicantes. A couve-flor é um vegetal de fácil digestão, neutralizante da acidez estomacal; é indicada também contra a prisão de ventre.

- **Ingredientes**

2 ovos grandes
4 claras grandes
½ xícara (chá) de purê de couve-flor (cozida no vapor e passada no processador ou liquidificador)
Sal a gosto

Óleo ou *ghee* para untar a frigideira
1 colher (sopa) de azeite de oliva

- **Modo de Fazer**

1. Em uma tigela grande bata os ovos, as claras, o purê de couve-flor e o sal.
2. Unte uma frigideira e leve para aquecer em fogo médio-alto. Quando estiver quente, acrescente o azeite. Coloque a mistura de ovos, abaixe o fogo e cozinhe, mexendo de vez em quando com uma espátula até que os ovos estejam firmes.

Chocolate Quente

Receita testada e aprovada por Karla Sarkis e Luiza Coelho, Uberaba (MG). Adaptada do livro *Deliciosos e disfarçados*.

Dos vários nutrientes que constituem a batata-doce, podemos salientar o seu elevado teor em: betacaroteno (precursor da vitamina A), vitamina C (ácido ascórbico) e vitaminas do complexo B. A batata-doce é também uma excelente fonte de potássio, fósforo, cálcio e ferro (contém cerca de 25% das necessidades diárias de ferro). Possui elevados níveis de polifenóis, como as antocianinas e os ácidos fenólicos, que são poderosos antioxidantes. Deve-se tomar cuidado se a criança tiver reação a fenóis ou estiver acima do peso por ser um alimento bastante calórico.

- **Ingredientes**

1¼ de xícara (chá) de leite vegetal
½ xícara (chá) purê de batata-doce
2 quadradinhos de chocolate meio amargo em barra ou 2 colheres de cacau em pó ou chocolate em pó
1 pitada de sal
1 pitada de canela

- **Modo de Fazer**

Bata tudo no liquidificador. Transfira tudo para uma panela e leve ao fogo para aquecer. Adoce a gosto se achar necessário. Sirva quente.

Requeijão Caseiro Adaptado

- **Ingredientes**

3 colheres (sopa) de amido de milho
2 xícaras (chá) de leite vegetal (de preferência de arroz)
½ xícara (chá) de *ghee*
1 colher (chá) de sal
8 colheres (sopa) de creme de leite vegetal ou de queijo feito de kefir

- **Modo de Fazer**

1. Em uma panela, coloque o amido dissolvido no leite, a *ghee*, o sal e leve ao fogo médio por 10 minutos, mexendo até engrossar.
2. Retire do fogo e acrescente o creme de soja, deixe amornar. Se for utilizar o queijo de kefir, adicione-o somente depois da mistura esfriar para não matar os lactobacilos.
3. Transfira para um liquidificador e bata por 5 minutos. Despeje em copos de requeijão e guarde na geladeira por até cinco dias.

Danete

- **Ingredientes**

1 litro de leite vegetal
1 xícara (chá) de chocolate em barra meio amargo sem leite (picado)
½ xícara (chá) de açúcar demerara
6 colheres (sopa) de amido de milho

- **Modo de Fazer**

1. Leve o leite, o chocolate e o açúcar ao fogo numa panela.
2. Assim que o chocolate derreter, adicione o amido de milho dissolvido no leite e mexa sem parar até obter uma mistura bem homogênea.
3. Tire do fogo e resfrie mexendo para não formar película. Coloque em taças e leve para gelar.

Iogurte de Tofu

Receita adaptada, testada e aprovada por Claudia Marcelino e família, Rio de Janeiro (RJ).

- **Ingredientes**

1 xícara (chá) de tofu amassado
100 ml de leite vegetal
1 colher (chá) de essência de baunilha (opcional)
½ xícara (chá) de glicose de mandioca da Yoki

- **Modo de Fazer**

1. Esprema o tofu amassado num pano para tirar toda a água.
2. Bata no liquidificador com o resto dos ingredientes e somente ¼ de xícara de glicose. Se ficar muito grosso, adicione mais leite vegetal aos poucos.
3. Transfira para uma vasilha. Ao restante da glicose, misture frutas picadinhas a seu gosto, pode ser: banana, pêssego, morango ou ameixa seca.
4. Coloque em uma panelinha e leve ao fogo baixo para cozinhar levemente as frutas. Depois de frio, misture ao creme de tofu.

Sirva o iogurte de tofu gelado.

Falsa Manteiga de Amendoim

Receita desenvolvida por Claudia Marcelino e aprovada por seu filho Mauricio, Rio de Janeiro (RJ).

É deliciosa, mas cuidado com as calorias! A semente de girassol tem um sabor idêntico ao do amendoim sem provocar alergia. É uma das principais fontes de vitamina E; é rica em vitamina D e complexo B, além da vitamina A, magnésio e fibras. Sem contar o óleo, rico em ômegas 6 e 9. Torrá-las acentua seu sabor, faça em forno baixo e com bastante cuidado para não torrar demais senão amarga.

▪ Ingredientes

2 xícaras (chá) de sementes de girassol torradas (levemente douradas, como já foi dito, se torrar demais, amarga)
4 colheres (sopa) de óleo de girassol prensado a frio (vendido em lojas de produtos naturais)
½ xícara (chá) de glicose de mandioca Yoki ou mel
1 pitada de sal

▪ Modo de Fazer

1. Bata as sementes no liquidificador até ficarem bem trituradas.
2. Transfira para um processador.
3. Adicione uma colher de óleo de cada vez e bata bastante.
4. Adicione a glicose e bata.

Está pronta para servir pura ou acompanhando panquecas, *waffles*, torradas e pães. Essa pasta também serve como recheio para o biscoito de chocolate.

Pasta de Amendoim

A semente do amendoim é rica em nutrientes, como proteínas, zinco, ácidos graxos poliinsaturados e vitamina E. Também é rica em ácido fólico, ou folato, que contribui para a renovação celular.

- **Ingredientes**

½ xícara (chá) de óleo de amendoim
1 xícara (chá) de amendoim torrado e sem casca
1 colher (café) de sal
½ xícara (chá) de glicose de mandioca da Yoki

- **Modo de Fazer**

1. Bata o amendoim no liquidificador junto com o sal até ficar bem triturado.
2. Transfira para um processador.
3. Adicione o óleo aos poucos e bata bastante.
4. Adicione a glicose e bata. Pode-se adicionar cacau em pó se quiser.

Está pronta para servir pura ou acompanhando panquecas, *waffles*, torradas e pães. Essa pasta serve como recheio para o biscoito de chocolate.

Nota: quando compramos o amendoim já moído, a pasta fica mais fina.

Falsa Nutella Extra Saudável

Receita desenvolvida por Claudia Marcelino e aprovada por seu filho Mauricio, Rio de Janeiro (RJ).

As avelãs são ricas principalmente em cálcio, sendo que 1 porção de 30 g dessa oleaginosa equivale a 1 xícara de leite em conteúdo deste mineral. Essa pasta ainda é rica em vitaminas, minerais, ômegas 6 e 9 e antioxidantes. Não é tão doce como a industrializada e nem é para ser.

- **Ingredientes**

100g de avelãs descascadas e levemente torradas
3 colheres (sopa) de óleo de linhaça, amêndoas ou qualquer outro prensado a frio
½ xícara (chá) de glicose de mandioca Yoki
2 colheres (sopa) de cacau em pó puro
½ xícara (chá) de leite de soja em pó Isomil
2 colheres (sopa) de água mineral

- **Modo de Fazer**

1. Para descascar as avelãs, coloque meio litro de água pra ferver. Quando levantar fervura, coloque as avelãs na água. Assim que começarem a boiar, escorra-as e aperte entre os dedos indicador e polegar. A casca saíra facilmente.
2. Bata as avelãs no liquidificador o mais fino possível junto com uma pitada de sal marinho.
3. Transfira para um processador.
4. Adicione o óleo e bata bastante
5. Adicione a glicose sempre batendo.
6. Adicione o cacau e o leite em pó, bata mais um pouco. Se quiser mais pastoso, adicione leite vegetal aos poucos até atingir a consistência desejada.

Está pronta para servir pura ou acompanhando panquecas, *waffles*, torradas e pães. Essa pasta também serve como recheio para o biscoito de chocolate.

Geleia de Morangos sem Açúcar

- **Ingredientes**

450 g de morangos frescos
2 colheres (chá) de estévia pura
7 colheres (chá) de suco de limão

- **Modo de Fazer**

1. Coloque os morangos em uma panela média, amassando-os levemente com um amassador de batatas.
2. Cozinhe-os em fogo baixo até que estejam macios, mexendo de vez em quando.
3. Dissolva a estévia no suco de limão e misture-a aos morangos. Cozinhe até obter um doce cremoso, cerca de 30 a 40 minutos.
4. Deixe esfriar e guarde em potes de vidro na geladeira ou no freezer.

Variação: você pode fazer geleia de mirtilos (*blueberries*) seguindo o mesmo procedimento.

Geleia de Maçã

- **Ingredientes**

2 xícaras de suco de maçã
1 colher (chá) de estévia pura
1 envelope de gelatina em pó sem sabor
1 xícara (chá) de purê de maçã

- **Modo de Fazer**

1. Em uma panela média, coloque o suco de maçã e leve ao fogo baixo para ferver até reduzir para cerca de 1 ½ xícara de suco.
2. Apague o fogo, adicione a estévia e a gelatina pulverizando-a sobre o líquido. Deixe-a amolecer por 5 minutos e leve ao fogo baixo para derreter a gelatina.
3. Retire do fogo e adicione o purê de maçãs. Coloque em potes de vidro, deixe esfriar e leve à geladeira.

Pratos Principais

Molho Básico

Esse molho pode ser usado com salada, com todos os hambúrgueres, almôndegas, croquetes e bolinhos deste livro. Abuse dos molhos, é uma ótima maneira de as crianças consumirem os óleos vegetais prensados a frio que são ricos em ômegas e que elas tanto precisam.

- **Ingredientes**

2 colheres (sopa) de amido de milho ou farinha de araruta
1¼ de xícara (chá) de água
¼ de colher (chá) de mostarda em pó
1 pitada de alho em pó
¼ de colher (chá) de cebola em pó
½ colher (chá) de sal
1 pitada de estévia em pó pura
2 colheres (sopa) de suco de limão
1 colher (sopa) de purê de cenoura para dar cor
¼ de xícara (chá) de qualquer óleo vegetal prensado a frio

- **Modo de Fazer**

1. Em uma panela pequena, misture a água com o amido e cozinhe em fogo médio mexendo sempre até engrossar. Deixe esfriar.
2. Coloque esse creme no liquidificador, junte todos os ingredientes, exceto o óleo, e bata.
3. Com o liquidificador ligado em velocidade média, vá adicionando o óleo em fio.
4. Coloque em uma molheira e leve à geladeira. O molho engrossa quando esfria. Utilize-o em uma semana.

Maionese Caseira

- **Ingredientes**

1 ovo
⅛ colher (chá) de sal
¼ de colher (chá) de pimenta
2 colheres (sopa) de vinagre ou suco de limão
1 colher (chá) de mostarda
1 xícara (chá) de qualquer óleo vegetal prensado a frio

- **Modo de Fazer**

1. Em um liquidificador misture todos os ingredientes, exceto ½ xícara de óleo.
2. Depois que tudo estiver bem misturado, lentamente vá adicionando o óleo restante até que a mistura esteja cremosa.
3. A maionese caseira não fica tão consistente como a industrial, mas é muito saborosa. O tempo de refrigeração é bem curto também, porque não tem conservantes. Cuidado para não estragar na geladeira.

Hambúrguer Caseiro

Receita desenvolvida, testada e aprovada por Claudia Marcelino e família, Rio de Janeiro (RJ).

- **Ingredientes**

  500 g de carne moída
  100 g de pão ou torrada sem glúten passados pelo processador até virar farinha
  1 ovo
  Temperos a gosto, como alho, cebola picadinha, sal e outros.

- **Modo de Fazer**

  1. Amasse tudo muito bem e faça bolinhos ou hambúrgueres mais achatados. Em lojas que vendem panelas, é possível encontrar um modelador de hambúrgueres. É um produto que facilita bastante e é barato.
  2. Frite ou faça na chapa no caso de hambúrguer.

Molho Verde para Acompanhamento:

Maionese caseira batida no liquidificador ou no processador com chicória e cheiro verde. Vá colocando aos poucos pra dar a cor e sabor que você quiser. Você pode bater com agrião e manjericão, mas aí o gosto muda também. É mais uma opção saudável e camuflada de vegetais.

Hambúrguer de Frango e Ervas

A adição de cogumelos e cebolas à receita acrescenta umidade e sabor. É também uma ótima maneira de esconder alguns vegetais já que são bem triturados e misturados, ficando imperceptíveis. Comece misturando uma colher de sopa e depois vá aumentando. Receita retirada do livro *The Kid Friendly ADHD and Autism Cookbook*.

- **Ingredientes**

680 g de peito de frango triturado
½ xícara (chá) de cogumelos frescos triturados
½ cebola pequena triturada
1 colher (chá) de orégano
1 colher (chá) de tempero de ervas a gosto
1 colher (sopa) de vinagre balsâmico

- **Modo de Fazer**

1. Em uma vasilha, misture bem todos os ingredientes com as mãos. Certifique-se de que os temperos estejam misturados uniformemente.
2. Faça oito hambúrgueres de tamanhos iguais. Grelhar em grill ou frigideira.

Hambúrguer de Grão-de-bico com Chips de Abobrinha

Receita testada e aprovada por Karla Sarkis e Luiza Coelho, Uberaba (MG).

Você pode diminuir a quantidade de temperos, ou até mesmo substituí-los pelos seus temperos a gosto. As meninas falaram que ficou muito temperado, por isso diminuíram. O grão-de-bico é rico em zinco que ajuda e recompor as membranas intestinais. Também tem cobre, enxofre, potássio, magnésio, manganês, vitaminas A, B, B2, B5 e vitamina C.

Hambúrguer de Grão-de-bico

- **Ingredientes**

2 xícaras (chá) de grão-de-bico

3 dentes de alho descascados
2 colheres (sopa) de tahine
1 colher (chá) de cominho em pó
1 colher (chá) de coentro em pó
1 colher (chá) de pimenta síria
6 colheres (sopa) de óleo de soja
Sal a gosto

- **Modo de Fazer**

1. Lave o grão-de-bico, coloque numa tigela com 1,5 litro de água, cubra com filme plástico e deixe de molho por pelo menos 24 horas.
2. Em seguida, escorra a água e coloque o grão-de-bico no processador. Junte o alho, o tahine, o cominho, o coentro, a pimenta síria e o sal e bata até obter uma massa homogênea.
3. Transfira a massa para uma tigela e modele 4 hambúrgueres. Você pode usar modeladores de hambúrgueres para isso. Talvez seja necessário utilizar um pouco de farinha para moldá-los.
4. Aqueça o óleo numa frigideira, disponha os hambúrgueres e frite até dourar de maneira uniforme. Retire com uma escumadeira e reserve.

Chips de Abobrinha

- **Ingredientes**

1 abobrinha média
½ xícara (chá) de óleo de soja para fritar
Sal a gosto

- **Modo de Fazer**

1. Lave a abobrinha e corte-a com um cortador de legumes em rodelas bem finas. Espalhe as rodelas sobre um pano ou toalha de papel para ficarem bem secas.

2. Coloque o óleo numa panela e leve ao fogo por 2 minutos. Disponha, aos poucos, as rodelas de abobrinha e frite até dourar de maneira uniforme e ficar crocante. Você também pode fazê-las à milanesa, utilizando uma mistura de farinha de mandioca fina e fubá em partes iguais.
3. Retire com uma escumadeira e espalhe sobre toalhas de papel. Salpique o sal e reserve.

Sirva os hambúrgueres com os chips de abobrinha.

Hambúrguer Vegetal

Receita testada e aprovada por Kathia Tamanaha e seu filho Pedro, Franca (SP). Kathia ficou muito feliz com as receitas dos dois hambúrgueres vegetais, pois pela primeira vez seu filho comeu feijão e legumes!

- **Ingredientes**

200 g de lentilha cozida ou feijão cozido
200 g de grão-de-bico cozido
200 g de batata ralada
Sal a gosto
Cominho ou temperos a gosto
Farinha sem glúten a gosto
Azeite a gosto

- **Modo de Fazer**

1. Triture o grão-de-bico junto com as lentilhas.
2. Em seguida, misture com as batatas, o sal e o cominho. Amasse bem e depois faça os hambúrgueres.
3. Em seguida, passe na farinha e frite em azeite quente.

Rendimento: 8 porções.

Káfta

Receita enviada, testada e aprovada por Claudia Dias, Portugal.

- **Ingredientes**

1 kg de carne moída
1 pimentão verde
3 colheres de purê de tomate
2 alhos
1 cebola
Temperos a gosto

- **Modo de Fazer**

1. Coloque todos os temperos no processador até formar uma pasta.
2. Junte a carne e misture até ficar tudo envolvido.
3. Junte uma xícara de miolo de pão de fôrma sem glúten torrado e triturado bem fino.
4. Por último, junte dois ovos e mexa novamente até a mistura ficar homogênea.
5. Pegue palitos de churrasco e molde a massa em volta, dando forma de salsicha. Asse como churrasco.

Variação: pode-se utilizar a mesma massa para fazer hambúrgueres.

Almôndegas Assadas

- **Ingredientes**

Receita de revistas de receitas vendidas em jornaleiro.
500 g de carne moída
1 abobrinha média ralada
1 cenoura média ralada
1 cebola pequena bem picada

2 colheres (sopa) de farinha de mandioca
2 colheres (sopa) de molho de tomate
1 colher (sopa) de cheiro-verde bem picado
1 colher (sopa) de cebolinha bem picada
1 ovo ligeiramente batido

- **Modo de Fazer**

1. Misture todos os ingredientes para preparar as almôndegas. Com as mãos, forme bolas com a mistura. Coloque-as numa assadeira untada. Sem tampar, leve ao forno a 180-190°C por cerca de 20 minutos ou até estarem bem assadas.
2. Sirva as almôndegas com molho de pepino.

Rendimento: 35 almôndegas.
Conservação: tampados na geladeira duram até 2 dias.
Congelamento: as almôndegas cruas podem ser congeladas.

Molho de Pepino

- **Ingredientes**

1 pepino descascado e sem sementes
½ xícara (chá) de creme de leite vegetal

- **Modo de Fazer**

1. Rale o pepino e coloque-o numa peneira. Deixe escorrer por 20 minutos e, em seguida, numa tigela, misture com o creme de leite vegetal. Coloque sal a gosto.

Almôndegas

Receita enviada, testada e aprovada por Claudia Dias, Portugal.

- **Ingredientes**

  500 g de carne moída
  1 ovo
  2 colheres (sopa) de amido de milho
  sal e cheiro verde a gosto

- **Modo de Fazer**

  Misturar os ingredientes, fazer bolinhas e cozinhar em molho de tomate quente por cerca de 20 minutos.

Dica: para fazer almôndegas de frango substitua a carne moída por 2 peitos de frango moídos.

Almôndegas Diferentes

Essa receita permite que você utilize a carne de sua preferência e vários tipos de vegetais. É fácil de congelar e as crianças adoram. Receita adaptada do livro *The Kid Friendly ADHD and Autism Cookbook.*

- **Ingredientes**

  450 g de carne (boi, aves, rã, avestruz, porco)
  1 xícara (chá) de vegetais cozidos e triturados
  Sal e pimenta a gosto
  Qualquer outro tempero de sua preferência a gosto

- **Modo de Fazer**

  Misture todos os ingredientes com as mãos. Faça bolinhas com cerca de 4 centímetros de diâmetro. Asse em assadeira antiaderente em forno a 180°C por 20 minutos, virando-as de lado uma vez.

Croquete de Peixe

- **Ingredientes**

500 g de filé de peixe cozido e triturado
2 talos de aipo bem picadinho (pode passar no processador) e espremidos numa peneira para tirar o excesso de líquido
2 cebolinhas verdes picadas
1 ovo
1 colher (sopa) de mostarda
¾ de xícara (chá) de farinha de arroz integral
½ colher (chá) de sal
½ (chá) de suco de limão
¼ colher (chá) de orégano
1 pitada de tomilho
1 limão cortado em fatias triangulares

- **Modo de Fazer**

1. Em uma vasilha coloque o peixe, adicione o aipo, a cebolinha verde, o ovo, a mostarda, a farinha integral, o sal, o suco de limão, o orégano, o tomilho e a pimenta.
2. Misture até obter uma massa homogênea e que desprenda das mãos. Se necessário, vá adicionando mais farinha aos poucos. Molde os bolinhos.
3. Passe-os na farinha integral, cobrindo-os inteiramente. Coloque os bolinhos numa assadeira untada com óleo. Leve ao forno preaquecido a 180°C, durante 30 minutos.

Croquetes de Salmão

- **Ingredientes**

1 xícara (chá) de batata cozida e espremida
100 g de salmão cozido e triturado

1 ovo ligeiramente batido
2 colheres (sopa) de cenoura ralada
Salsinha e cebolinha à vontade
2 colheres (sopa) de farinha sem glúten
Óleo para fritar

- **Modo de Fazer**

1. Misture o peixe, o ovo, a cenoura, a salsinha e a cebolinha com a batata. Com uma colher, modele a massa para formar os croquetes.
2. Passe na farinha e sacuda para eliminar o excesso.
3. Aqueça o óleo numa frigideira pequena antiaderente. Frite os croquetes aos poucos, até ficarem dourados. Escorra em papel absorvente.

Conservação: a massa crua pode ser conservada tampada, na geladeira, durante um dia.
Congelamento: congele-os, sem fritar, em porções individuais.

Tirinhas de Frango Empanado

Receita adaptada do livro *Deliciosos e Disfarçados*.

- **Ingredientes**

1 xícara (chá) de farinha de arroz integral
½ xícara (chá) de linhaça moída
½ colher (chá) de alho desidratado
½ colher (chá) de cebola desidratada
1 xícara (chá) de purê de brócolis
1 ovo grande ligeiramente batido
450 g de peito de frango sem osso e sem pele cortado em tirinhas
½ colher (chá) de sal
2 colheres de *ghee*

- **Modo de Fazer**

1. Em uma tigela, coloque a farinha, a linhaça, os temperos e misture bem com a ponta dos dedos.
2. Em uma tigela rasa, com um garfo, misture o purê de brócolis com o ovo. Coloque ao lado da tigela com os ingredientes secos.
3. Tempere as tirinhas de frango com sal. Mergulhe cada pedaço na mistura de ovos e, depois, passe na mistura de farinha, até ficar totalmente recoberto.
4. Leve a frigideira ao fogo com a *ghee* e quando estiver quente, coloque os pedaços de frango numa única camada, sem encher demais a frigideira. Frite cada lado até dourar e ficar crocante.

Sirva quente acompanhado de maionese caseira.

Nuggets de Frango

- **Ingredientes**

500 g de peito de frango cozido e triturado
1 colher (sopa) de maionese
2 colheres (sopa) de maisena
1 dente de alho
1 colher (sopa) de cebola picada
1 ovo
Pimenta-do-reino a gosto
Sal a gosto
Óleo (para fritar)
Flocos de milho (para empanar)

- **Modo de Fazer**

Misture o frango, o ovo, a maionese, a maisena e os temperos até formar uma pasta. Molde os *nuggets* usando as mãos untadas em óleo, passe em flocos de milho grandes ou pequenos e frite em óleo quente.

Falafel

- **Ingredientes**

250 g de grão-de-bico sem pele (deixar de molho em água por 24 horas e depois escorrer)
1 batata (cerca de 250 g) crua, ralada em ralo grosso e espremida (para retirar o líquido)
1 cebola bem picadinha
2 dentes de alho bem amassados
1 colher (chá) de cominho em pó
½ xícara (chá) de coentro picado
sal e pimenta-do-reino branca moída a gosto
1 colher (chá) de bicarbonato de sódio
Óleo o suficiente para fritar

- **Modo de Fazer**

1. Num processador, coloque grão-de-bico sem pele (que ficou de molho em água por 24 horas e depois foi escorrido) e processe até virar uma massa.
2. Transfira para uma vasilha e junte a batata crua, ralada em ralo grosso e espremida (despreze o líquido), a cebola bem picadinha, os alhos bem amassados, o cominho em pó, o coentro picado, o sal e a pimenta-do-reino branca moída e o bicarbonato de sódio. Misture muito bem.
3. Logo em seguida, com o auxílio das mãos, faça pequenos bolinhos e frite-os em óleo não muito quente (150 a 160°C), para cozinhar por dentro e dourar por fora.

Bolinhos de Arroz com Espinafre

- **Ingredientes**

2 xícaras (chá) de arroz cozido
1 xícara (chá) de espinafre cozido e bem picadinho

1 ovo
2 colheres (sopa) de farinha sem glúten
3 colheres (sopa) de leite vegetal
1 colher (sobremesa) de fermento químico em pó
1 colher (sopa) de cebola picada
1 colher (sopa) de cheiro-verde picado
Óleo o suficiente para fritar

- **Modo de Fazer**

1. Amasse o arroz com um garfo. Junte todos os outros ingredientes e amasse bem com as mãos.
2. Em uma frigideira, aqueça o óleo para fritar. Pegue colheradas da mistura e coloque delicadamente no óleo quente.
3. Quando os bolinhos estiverem dourados, retire com uma escumadeira e coloque para escorrer sobre papel toalha. Sirva a seguir.

Estrogonofe sem Creme de Leite

Receita adaptada, testada e aprovada por Flávia Luz e seu filho Gabriel, Rio de Janeiro (RJ).

Gabriel teve diarreia com o leite de coco, então Flávia passou a fazer com creme de leite de soja.

- **Ingredientes**

2 dentes de alho amassados
1 cebola picada
1 quilo de carne em cubos (coxão mole ou patinho)
3 colheres (sopa) de catchup (usar o caseiro sem glutamato monossódico) para esta quantidade de carne, costumo usar cerca de 1 xícara de catchup
1 xícara (chá) de cogumelos em fatias ou palmito

1 colher (sopa) de amido de milho ou araruta
½ xícara (chá) de leite de coco
Salsa picada
Óleo para refogar
Sal

- **Modo de Fazer**

1. Doure o alho e a cebola no óleo. Junte a carne e refogue bem até secar todo o líquido que a carne solta. Se ainda estiver um pouco dura, vá acrescentando água aos poucos, até a carne ficar macia.
2. Junte o catchup, o cogumelo e o amido de milho diluído no leite de coco e deixe engrossar. Polvilhe com salsa. Sirva quente.

Catchup Caseiro

- **Ingredientes**

2¾ de xícara (chá) de purê ou massa de tomate daqueles bem grossos
¼ de colher (chá) de canela em pó
½ colher (chá) de mostarda seca
¼ de colher (chá) de estévia pura
½ colher (chá) de sal
¼ de colher (chá) de cebola em pó
⅜ de colher (chá) de alho em pó
2 colheres (sopa) de vinagre

- **Modo de Fazer**

Em uma panela média, misture todos os ingredientes e leve ao fogo brando mexendo até levantar fervura. Retire do fogo, deixe esfriar e guarde em potes na geladeira ou no freezer.

Espaguete de Arroz ao Sugo

- **Ingredientes**

500 g de espaguete de arroz cozido “ao dente”
1 kg de tomate
1 cebola picada
1 dente de alho amassado
10 folhas de manjericão
1 talo de salsão
1 colher (café) de alecrim
1 colher (café) de tomilho
¼ de colher (chá) de estévia pura
Sal a gosto

- **Modo de Fazer**

1. Faça um amarrado com todas as ervas.
2. Liquidifique o tomate e passe-o pela peneira. Leve o tomate ao fogo e acrescente o amarrado de ervas, sal, estévia, cebola e alho. Deixe que cozinhe entre 30 e 40 minutos.
3. Prove, coloque mais sal ou mais estévia se ainda estiver ácido. Sirva sobre o espaguete.

Dica: esse molho pode ser congelado. Prepare-o em quantidade e congele-o em porções suficientes para uma refeição. Na hora de aquecer, faça como nos restaurantes, misturando-o a algum outro ingrediente, e terá seu trabalho diminuído. Pode ser usado para macarrão à bolonhesa.

Macarrão de Arroz Bifum com Molho de Tomate

- **Ingredientes**

100 g de macarrão bifum
4 tomates

¼ de cebola média
2 dentes de alho
2 colheres (sopa) de óleo
1 colher (chá) de sal
Cheiro-verde para temperar

- **Preparo do Molho**

Bata no liquidificador os tomates sem sementes e o alho. Leve ao fogo brando com óleo por 20 minutos. Adicione a cebola, a salsinha picada e o sal.

- **Preparo do Macarrão**

Cozinhe em água fervente por 2 a 3 minutos, com um pouco de sal. Escorra e sirva com o molho.

Sopa de Lentilha

- **Ingredientes**

500 g de lentilha
2 litros de água
2 cenouras
4 batatas médias
1 chuchu
Temperos a gosto (salsa, cebolinha, alho, cebola, pimenta-do-reino, louro)

- **Modo de Fazer**

1. Deixe a lentilha de molho por pelo menos 12 horas. Coloque-a para cozinhar com uma folha de louro em panela de pressão como se fosse feijão. Cozinhe por 20 minutos após começar a ferver.

2. Abra a panela e adicione os legumes bem picados. Em 10 minutos estará tudo cozido. Junte salsa ou coentro e deixe ferver mais 3 minutos. Pode colocar salsicha sem glutamato ou linguiça artesanal na mesma hora que juntar a salsa. Gosto de adicionar alho e cebola refogados à lentilha neste momento também.

Berinjelas Deliciosas

- **Ingredientes**

1 berinjela grande
Creme vegetal derretido a gosto
Farinha de mandioca a gosto
Sal a gosto
Orégano a gosto
Molho de tomate a gosto

- **Modo de Fazer**

1. Descasque a berinjela e corte-a em rodelas de mais ou menos meio centímetro.
2. Passe-a rapidamente por creme vegetal derretido (tem de ser rapidamente porque a berinjela chupa muito líquido e fica encharcada).
3. Faça uma mistura com a farinha de mandioca, um pouco de sal e um pouco de orégano e passe as fatias de berinjela por ela.
4. Unte uma assadeira, ponha as berinjelas e sobre cada uma coloque um pouco de molho de tomate. Leve ao forno.

Abobrinhas Recheadas da Cris

Receita enviada, testada e aprovada por Cristina Crusemark e sua filha Carolina, Vitória(ES).

- **Ingredientes**

4 abobrinhas médias inteiras
3 fatias de pão sem glúten moído ou processado
Hortelã e manjericão frescos picados a gosto
Sal e orégano a gosto
Meio pacote de tofu amassado

- **Modo de Fazer**

1. Cozinhe as abobrinhas no vapor, deixe esfriar e corte-as ao meio no sentido do comprimento.
2. Retire os miolos (juntamente com um pouquinho de massa) e amasse-os com o garfo. Tempere com hortelã, manjericão fresco e sal. Junte o pão sem glúten triturado e misture bem. Reserve.
3. Tempere as abobrinhas partidas com sal e orégano. Recheie-as com a mistura acima, cubra com o tofu.
4. Leve ao forno alto para aquecer bem, desligue e ao retirar do forno, regue com azeite de oliva.

Couve-flor Empanada da Cris

Receita enviada, testada e aprovada por Cristina Crusemark e sua filha Carolina, Vitória (ES).

- **Ingredientes**

1 couve-flor média cozida e partida em galhos médios
Leite de gergelim (½ xícara de gergelim para ½ litro de água batido em liquidificador e coado, adicione sal a gosto e pão sem glúten; volte a bater até formar um leite grosso).

- **Modo de fazer**

1. Passe os galhos de couve-flor no leite de gergelim.

2. Arrume-os num pirex (sem que um sobreponha o outro) e leve ao forno quente para assar.

Na hora de assar, colocar o pirex dentro de uma assadeira para não queimar.

Nhoque de Inhame da Bebel

Receita enviada, testada e aprovada por Valéria Melkis e sua filha Isabel, Rio de Janeiro (RJ).

- **Ingredientes**

4 inhames grandes (ou 6 médios)
1 colher (sopa) de manteiga *ghee* ou de margarina sem leite
2 colheres (sobremesa) de sal
2 ovos inteiros
½ xícara (chá) de creme de arroz
1 xícara (chá) de fécula de batata
2 xícaras (chá) de amido de milho

- **Modo de Fazer**

1. Cozinhe em água e sal os 4 inhames descascados.
2. Quando estiverem cozidos, escorra a água e coloque os inhames em uma tigela funda. Amasse bem, até virarem um purê.
3. Acrescente os demais ingredientes, pela ordem da receita, amassando bem.
4. Depois é só enrolar e cortar em pedacinhos
5. Coloque-os em água fervente (com uma pitadinha de sal) quando subirem na água, retire-os com uma escumadeira e acrescente o molho.

Molho Básico

- **Ingredientes**

1 cebola grande
1 dente de alho
Sal a gosto
Azeite
250 ml de molho de tomate orgânico pronto

- **Modo de Fazer**

1. Pique a cebola bem miudinha e esprema o alho.
2. Coloque a cebola em uma panela grande com óleo e deixe dourar.
3. Quando a cebola começar a ficar transparente, coloque o alho, o sal, e espere o alho refogar.
4. Quando o alho também estiver refogado, junte o molho de tomate pronto.
5. Complete com mais 250 ml de água. Deixe ferver e apurar um pouco.

Preparei esse nhoque com frango ensopado. A Isabel comeu e adorou. Mesmo sabendo que o nhoque era de inhame, disse assim: "Esse almoço foi lindo!".

Nhoque de Batatas

- **Ingredientes**

1 kg de batatas cozidas e espremidas
1 xícara (chá) de creme de arroz
¾ de xícara (chá) de fécula de batata
¼ de xícara (chá) de amido de milho
1 colher (sopa) de creme vegetal (margarina sem leite)
2 ovos

- **Modo de Fazer**

1. Misture todos os ingredientes até obter uma massa homogênea.
2. Corte os nhoques e cozinhe-os em água fervente, vá tirando com uma escumadeira os que forem boiando e reserve. Cubra os nhoques com o molho quente de sua preferência.

Feijão Branco com Legumes

- **Ingredientes**

½ kg de feijão branco deixado de molho por 8 horas
2 cenouras médias
2 chuchus médios
½ kg de abóbora
1 maço de couve manteiga (usar os talos)
Tomate, cebola e alho para preparar o molho

- **Modo de fazer**

1. Cozinhe e refogue normalmente o feijão sem sal.
2. Refogue a cebola, o alho e os tomates, coloque os legumes cortados em pedaços médios, nesta ordem: a cenoura, os talos das couves, o chuchu, o repolho, a abóbora e a couve manteiga.
3. Despeje o feijão refogado e deixar cozinhar. Somente agora ajuste o sal.

Carne de Panela com Mandioca

Receita testada e aprovada por Claudia Marcelino e seu filho Mauricio, que come só a carne.

- **Ingredientes**

1 kg de chã (carne da coxa bovina) cortado em cubos
3 colheres (sopa) de óleo
2 dentes de alho amassados
2 cebolas cortadas em rodelas
1 pimenta dedo de moça sem sementes picada
2 tomates sem pele e sem sementes picados
3 xícaras (chá) de água quente
2 colheres (sopa) de extrato de tomate
500 g de mandioca cortada em pedaços
Sal e pimenta-do-reino a gosto
Salsa picada para polvilhar

- **Modo de Fazer**

1. Tempere a carne com sal e pimenta-do-reino.
2. Em uma panela de pressão, aqueça o óleo e frite a carne aos poucos, até dourar.
3. Retire do fogo e reserve.
4. Na mesma panela, frite o alho, a cebola e a pimenta. Acrescente o tomate, a carne reservada, a água, o extrato de tomate e cozinhe por 15 minutos após a panela de pressão começar a "chiar".
5. Deixe a pressão da panela sair, acrescente a mandioca. Se necessário, acrescente mais água até cobrir. Tampe a panela e cozinhe por mais 25 minutos após começar a chiar.
6. Deixe a pressão sair, abra a panela, tempere com mais sal e cozinhe com a panela aberta até a água secar um pouco. Polvilhe salsa e sirva.

Feijão Enriquecido

Este é o feijão diário da minha casa

Quando for cozinhar o feijão, acrescente: fígado ou outro tipo de carne, abóbora, mandioca, beterraba, batata-doce, folhas verde-escuras ou o que estiver disponível.

Após cozinhar o feijão, acrescente farelo de arroz ou uma mistura de farelos sem farelo de trigo. Os talos das verduras também podem ser cozidos com o feijão. Rende bastante e é muito nutritivo.

Purê de Batatas com Couve-flor

O simples fato de adicionar couve-flor ao tradicional purê de batatas, resulta num prato saudável, cheio de fibras e nutritivo.

- **Ingredientes**

250 g de batata cozida e espremida
250 g de couve-flor cozida (drenar o líquido com um pano de prato limpo)
Sal e pimenta a gosto
1 colher de sopa de *ghee* (manteiga clarificada)
¼ de xícara (chá) de leite vegetal

- **Modo de Fazer**

Coloque a couve-flor, os temperos e o leite no liquidificador. Bata e transfira para uma panela, junte a batata espremida. Cozinhe até ferver e sirva.

Massa Caseira

Essa receita é maravilhosa! Você pode fazer todo tipo de pasta com essa massa: lasanhas, macarrão, canelones. A receita é pequena, mas rende um pirex de lasanha grande ou dois pequenos. Receita retirada do livro *The Gluten-free Gourmet,* de Bette Hagman. Tive de aumentar a quantidade de amido de milho. Minha filha diz que não tem glúten ou glutamato que supere o sabor desta receita!

- **Ingredientes**

⅓ de xícara (chá) de polvilho
2 colheres (sopa) de fécula de batata
⅔ de xícara (chá) de amido de milho
½ colher (chá) de sal
1 colher (sopa) de CMC
2 ovos
1 colher (sopa) de óleo

- **Modo de Fazer**

1. Misture os ingredientes secos em uma vasilha.
2. Adicione os ovos e mexa. Continue amassando com as mãos por dois minutos até formar uma massa maleável e que desprenda das mãos.
3. Divida a massa em duas porções e abra cada porção sobre uma mesa ou bancada de mármore bastante enfarinhada com amido de milho. Abra a massa com um rolo, deixando-a com a espessura de uma massa para pastel. Corte-a conforme for o uso.
4. Cozinhe a massa em água fervente com óleo e sal. Empregue conforme a receita que utilizará.

Lasanha de Legumes

Receita fornecida pela nutricionista Natalia Werutsky de São Paulo (SP).

- **Ingredientes**

2 abobrinhas cortadas em fatias finas
2 berinjelas cortadas em fatias finas
1 xícara (chá) de molho de tomate caseiro
2 tomates picados

500 g de tofu
1 xícara (chá) cebola ralada
Manjericão
Massa para lasanha sem glúten

- **Modo de Fazer**

1. Após deixar de molho, cozinhe a berinjela e a abobrinha com água e sal. Ao mesmo tempo refogue a cebola, acrescente o molho de tomate e os tomates picados, sal e manjericão a gosto.
2. Monte a lasanha intercalando uma camada de abobrinha, uma de tofu, uma de molho de tomate, uma de berinjela e uma de massa sem glúten. Termine com o molho de tomate e leve ao forno somente para aquecer.

Massa para Panquecas

Receita fornecida pela nutricionista Natalia Werutsky de São Paulo (SP).

- **Ingredientes**

2 ovos caipiras
1 copo de água (200ml)
1 xícara (chá) de amido de milho
100 g de creme de arroz
1 colher (sopa) de óleo
1 pitada de sal marinho
1 colher (sobremesa) de fermento químico em pó

- **Modo de Fazer**

Bater tudo no liquidificador e fazer as panquecas segundo o método habitual.

Sobremesas

Após as refeições, sirva em pequenas porções doces e sobremesas que contenham fibras e proteínas. Isso irá liberar o açúcar lentamente na corrente sanguínea e evitar que o nível de glicose suba rapidamente, o que pode causar problemas de comportamento e atenção.

Goiabada Caseira

Receita retirada do livro *Delícias sem açúcar*, de Gracia Wenna.

- **Ingredientes**

500 g de goiabas vermelhas
1 xícara (chá) de água
4 colheres (sopa) de frutose

- **Modo de Fazer**

1. Descasque as goiabas. Corte-as ao meio e retire os miolos. Bata-os no liquidificador junto com a água e passe pela peneira.
2. Em uma panela, coloque as metades de goiaba e cubra com água, cozinhe até amaciar um pouco e escorra.

3. Leve novamente ao fogo com os miolos peneirados e a frutose e cozinhe até o ponto de goiabada cremosa.
4. Querendo uma goiabada mais consistente, acrescente depois de pronta ½ xícara de água e ½ colher (chá) de ágar-ágar e deixe cozinhar por 5 minutos. Coloque em uma fôrma qualquer untada com óleo, e deixe esfriar até endurecer.

Mousse de Chocolate

Receita retirada do livro *Delícias sem açúcar*, de Gracia Wenna.

- **Ingredientes**

½ xícara (chá) de leite vegetal
200 g de chocolate meio amargo em barra sem glúten e sem leite picado
½ colher (sopa) de gelatina em pó sem sabor dissolvida em 3 colheres (sopa) de água
2 claras em neve
1 colher (chá) de estévia pura ou 1 colher (sopa) de frutose

- **Modo de Fazer**

1. Em um refratário, junte o leite e o chocolate picado e leve ao micro-ondas por 1 minuto para derreter. Mexa bem para formar um creme.
2. Acrescente a gelatina e bata mais um pouco. Acrescente a estévia ou frutose.
3. Junte as claras e misture delicadamente com um batedor de ovos em movimentos circulares de baixo para cima.
4. Distribua em tacinhas e leve à geladeira para firmar.

Sirva gelado.

Flan de Chocolate ou Alfarroba

Receita retirada do livro *Stevia Sweet Recipes*, de Jeffrey Goettemoeller.

- **Ingredientes**

2 colheres (sopa) de cacau em pó
1½ colheres (chá) de estévia pura em pó
5 colheres (sopa) de amido de milho ou araruta
2 xícaras (chá) de leite vegetal
1 xícara (chá) de água
2 ovos
2 colheres (chá) de baunilha
1 colher (sopa) de *ghee* ou óleo vegetal prensado a frio

- **Modo de Fazer**

1. Misture os ingredientes secos em uma panela. Gradualmente e sempre mexendo, adicione o leite vegetal e a água.
2. Leve a panela ao fogo em banho-maria com água fervente, mexendo sempre até engrossar.
3. Em uma vasilha, bata os ovos levemente. Adicione meia xícara do creme de chocolate aos ovos batidos e misture. Adicione essa mistura de ovos ao restante do creme de chocolate. Abaixe o fogo e continue cozinhando o creme por mais 3 minutos.
4. Retire do fogo, adicione a baunilha e o óleo. Misture bem. Distribua em porções individuais e leve à geladeira para gelar.

Nota: Se a criança tem problemas com chocolate, você pode substituir o cacau por alfarroba. Nesse caso, diminua a quantidade de estévia para 1 colher (chá).

Mousse de Manga

- **Ingredientes**

3 mangas médias
1 vidro de leite de coco (200 ml)

- **Modo de Fazer**

1. Bata as mangas cortadas e o leite de coco no liquidificador até ficar um líquido cremoso
2. Coe para remover os fiapos da manga.
3. Coloque o creme em potinhos e leve ao freezer por duas horas.

Rendimento: 6 porções.

Taça Cremosa de Tofu com Frutas

- **Ingredientes**

200 g de tofu
2 bananas nanicas grandes
4 colheres (sopa) de suco de laranja
3 kiwis grandes fatiados
Açúcar ou o seu substituto a gosto

- **Modo de Fazer**

1. Coloque o tofu entre folhas de papel absorvente para retirar o excesso de líquido.
2. Coloque a banana, o suco de laranja e o açúcar em uma panela e leve ao fogo por 5 minutos. Retire, deixe esfriar e coloque no liquidificador com o tofu.
3. Bata até ficar bem cremoso. Coloque em 6 taças e enfeite com os kiwis fatiados. Sirva bem gelado. Se quiser enfeite com hortelã fresca.

Rendimento: 6 porções.

Creme de Sagu

Receita retirada do livro *Stevia Sweet Recipes,* de Jeffrey Goettemoeller.

- **Ingredientes**

3 colheres (sopa) de sagu
2¼ de xícara (chá) de leite vegetal
1 ovo levemente batido
1 pitada de sal
½ xícara (chá) de creme de leite vegetal
½ colher (chá) de estévia em pó pura
1¼ de colher (chá) de extrato de baunilha

Complemento opcional: goiabada ou geleias bem ralinhas.

- **Modo de Fazer**

1. Em uma panela média, misture o sagu e o leite vegetal. Deixe descansar por 5 minutos para amolecer. Adicione o ovo e o sal, bata vigorosamente.
2. Leve a panela ao fogo médio e cozinhe, mexendo até o sagu ficar transparente. Retire do fogo e deixe esfriar por 15 minutos.
3. Adicione o creme de leite vegetal, a baunilha e a estévia, misture bem. Distribua em recipientes individuais, sirva frio ou gelado.
4. Cubra com goiabada cremosa ou uma geleia bem fina. Enfeite com um pedaço da fruta utilizada na cobertura para dar um ar mais festivo à sobremesa.

Sagu de Laranja

- **Ingredientes**

750 ml de suco laranja pera
½ xícara (chá) de sagu

½ xícara (chá) de açúcar
Raspas da casca de 2 laranjas

- **Modo de Fazer**

1. Leve ao fogo o sagu, o açúcar e as raspas de laranja e cozinhe, mexendo de vez em quando, por 20 minutos ou até o sagu ficar translúcido.
2. Deixe esfriar por 15 minutos e distribua em 6 taças individuais, com capacidade para 200 ml cada uma. Sirva gelado.
3. Se preferir, decore com raspas de casca de laranja.

Dicas: se preferir uma sobremesa com um leve sabor ácido, adicione 1 colher (sopa) de suco de limão. Você pode usar qualquer outro suco de sua preferência. O suco de uva dá um excelente resultado.

Falso Pudim de Leite

Meu marido é fã de pudim de leite condensado; é o único doce que ele sente falta e gosta de comer de vez em quando. Quando apareci com essa receita ele se apaixonou e, em suas palavras, disse que é: "Gostosíssimo!". As visitas também adoram e nem sequer desconfiam que não é a versão original.

- **Ingredientes**

1 xícara (chá) de açúcar
100 g de pão sem glúten, amanhecidos e picados
4 ovos
3 xícaras (chá) de leite vegetal (de arroz de preferência)
1 colher (sopa) de *ghee*
½ colher (chá) de essência de baunilha

- **Modo de Fazer**

1. Faça uma calda de açúcar caramelada e espalhe na fôrma de pudim. Você também pode utilizar a glicose de mandioca para substituir a calda de açúcar.

2. Bata os ingredientes no liquidificador por 5 minutos, despeje na fôrma caramelada e leve ao forno em banho-maria, por 1 hora.
3. Leve à geladeira por 3 horas antes de desenformar.

Pudim de Coco e Mandioca

- **Ingredientes**

2 xícaras (chá) de mandioca crua ralada
2 ovos
50 g de coco ralado
200 ml de leite de coco
1 colher (sopa) de farinha sem glúten
1 xícara (chá) de açúcar

- **Modo de Fazer**

1. No liquidificador, bata os ingredientes e coloque em uma fôrma para pudim untada e polvilhada com açúcar.
2. Leve ao forno em banho-maria, por 1 hora ou até que, ao enfiar um palito, ele saia limpo.
3. Desenforme depois de 3 horas em geladeira.

Creme de Tapioca

Receita do livro *Delícias sem açúcar*, de Gracia Wenna.

- **Ingredientes**

3 colheres (sopa) de tapioca (aquela utilizada para fazer cuscuz)
3 colheres (sopa) de frutose
2 xícaras (chá) de leite vegetal
2 claras levemente batidas

1 colher (chá) de extrato de baunilha
2 colheres (sopa) de leite de coco
1 colher (sopa) de coco ralado

- **Modo de Fazer**

1. Misture todos os ingredientes e deixe descansar por 5 minutos.
2. Leve ao fogo mexendo até ferver.
3. Transfira para uma vasilha, tampe e deixe esfriar antes de servir.
4. Sirva frio ou gelado.

Pudim de Arroz

Este pudim é saboroso e muito parecido com o pudim de tapioca que minha mãe faz. Excelente sobremesa que agrada a todos na minha casa, principalmente as visitas quando digo que é feito de arroz.

Receita testada e aprovada por Claudia Marcelino e família, Rio de Janeiro (RJ).

- **Ingredientes**

2 xícaras (chá) de leite vegetal
200 ml de leite de coco
2 xícaras (chá) de açúcar
2 colheres (sopa) de farinha ou creme de arroz
50 g de coco ralado
1 colher (sopa) de óleo
3 ovos
2 xícaras (chá) de arroz cozido (sem tempero)

- **Modo de Fazer**

1. Preaqueça o forno a 180°C e aqueça um pouco de água.
2. Bata o arroz com o leite de coco até formar um creme.

3. Junte o restante dos ingredientes e bata novamente por mais um minuto.
4. Caramelize uma fôrma para pudim e coloque a mistura sobre ela com cuidado.
5. Asse em banho-maria por uma hora ou até que esteja cozido.
6. Leve para gelar antes de desenformar. Após desenformar, cubra com mais calda. Você pode utilizar a glicose de mandioca da Yoki.

Nota: é possível substituir toda a quantidade de leite vegetal por leite de coco caseiro ou, então, substituir o coco por amendoim, nozes ou qualquer tipo de castanha.

Brigadeirão

Outra sobremesa deliciosa e que ninguém percebe que não é a versão original.

Receita desenvolvida, testada e aprovada por Claudia Marcelino e família, Rio de Janeiro (RJ).

▪ Ingredientes

3 xícaras (chá) de leite vegetal
150 g de pão sem glúten (qualquer um)
1½ xícara (chá) de açúcar
⅓ de xícara (chá) de chocolate em pó ou metade de cacau em pó
2 colheres (sopa) de amido de milho ou qualquer outra farinha sem glúten
6 gemas
1 caixa de creme de leite vegetal

▪ Modo de Fazer

1. Preaqueça o forno a 210 °C e aqueça um pouco de água.

2. Bata no liquidificador o pão sem glúten com 1 xícara de leite vegetal até formar um creme.
3. Adicione o restante dos ingredientes e bata por mais um minuto.
4. Unte uma fôrma para pudim com creme vegetal e açúcar. Despeje a mistura e leve ao forno em banho-maria com a água aquecida.
5. Asse por uma hora ou até que, ao enfiar um garfo, ele saia levemente úmido.
6. Leve à geladeira. Ao desenformar, cubra com chocolate granulado.

Lanches e Pizzas

Todas as receitas do café da manhã também servem para o lanche. Mais os biscoitos, os bolos e *muffins*, os pães e pizzas, os bolos tipo *brownie* com sorvete, os *milk-shakes*... Não faltam opções para esse momento.

Massa Integral de Quinua para Empadão

Receita desenvolvida, testada e aprovada por Claudia Marcelino e família, Rio de Janeiro (RJ).

- **Ingredientes**

 ¼ de xícara (chá) de farinha de quinua
 2 xícaras (chá) de mistura de farinha branca sem glúten
 ¾ de xícara (chá) de farinha de arroz integral
 100 ml de água quente
 1 colher (chá) de sal
 2 gemas
 120 g de banha de porco

- **Como Fazer**

1. Misture todos os ingredientes até a massa desgrudar da mão.
2. Com um rolo, abra a massa.
3. Unte uma assadeira e forre-a toda com a massa. Acrescente o recheio e cubra com outra camada de massa (se quiser a torta fechada). Acenda o forno na hora em que colocar a massa para assar. Asse por aproximadamente 55 minutos a 150°C.

Massa para Empada ou Empadão

- **Ingredientes**

2 xícaras (chá) de creme de arroz
1 xícara (chá) de fécula de batata
½ xícara (chá) de polvilho doce
1 gema
1 pitada de sal
Creme vegetal Becel até dar o ponto (Eu uso banha de porco. Toda a minha família sempre usou banha de porco para fazer empadas)
1 gema para pincelar

- **Como fazer**

1. Numa tigela misture todos os ingredientes, forme as empadinhas em forminhas de tamanho a sua escolha, recheie a gosto e asse em forno médio até dourarem.
2. Deixe as empadinhas esfriarem para desenformar. Se for congelar, use a própria forminha.
3. Para descongelar, tire as empadinhas da fôrma e aqueça em forno comum ou micro-ondas. A empadinha congelada sai facilmente da fôrma e não quebra de jeito nenhum.

Torta de Maçã

A maça é rica em minerais, como sódio, potássio, magnésio e fósforo. Contém vitaminas A, B1, B2, B6 e C; é rica em pectina, fibra solúvel que ajuda o organismo a eliminar metais nocivos, como o chumbo e o mercúrio. Mas também é um dos frutos que mais recebem agrotóxicos, portanto, aconselha-se o uso da maçã orgânica que deve ser consumida com a casca, onde está a maior concentração de pectina.

Receita do livro *The Kid Friendly ADHD and Autism Cookbook.*

- **Ingredientes**

⅓ de xícara (chá) de farinha de quinua
⅓ de xícara (chá) de farinha ou creme de arroz
⅓ de xícara (chá) de polvilho
⅔ de xícara (chá) de açúcar
1 colher (chá) de bicarbonato de sódio
1 pitada de sal
2 colheres (sopa) de óleo
1 ovo
1 colher (sopa) de água quente
4 maçãs finamente fatiadas
¼ de xícara (chá) de nozes picadas (opcional)

- **Como Fazer**

Misture todos os ingredientes, exceto as nozes e a maçã. Abra a massa numa fôrma de aro removível de 22 cm. Arrume as fatias de maçã e salpique as nozes por cima. Asse a temperatura de 180°C por 35 minutos.

Torta de Abobrinha

A abobrinha é uma boa fonte de vitamina C e dos minerais: cálcio, fósforo e ferro. É, ainda, uma boa fonte de vitaminas A, C e folato. Sua casca é rica em fibras e, por isso, não deve ser descascada para o consumo.

- **Ingredientes**

500 g de abobrinha muito bem lavada e ralada com casca e tudo.
2 ovos
1 xícara (chá) de maionese
1 tomate sem pele e sem sementes picado
12 azeitonas verdes picadas
Sal e pimenta-do-reino a gosto
1 colher (sopa) de fermento em pó
Refratário untado com Becel e farinha sem glúten

- **Como Fazer**

Em uma tigela, misture todos os ingredientes menos o fermento. Adicione o fermento e misture delicadamente. Em um pirex retangular de 30 x 22 centímetros untado e enfarinhado, coloque a massa e leve ao forno médio, preaquecido, por 20 minutos.

Bolo Salgado de Repolho

O repolho é rico em vitaminas C e E, betacaroteno (provitamina A), vitaminas do complexo B e nos minerais: potássio, enxofre, cálcio, fósforo e ferro. É um alimento prebiótico, rico em fibras que ajudam na manutenção da flora intestinal e estimulam a motilidade intestinal.

Esta é uma receita de família adaptada para ficar sem glúten. Quando minha mãe faz esse bolo, não como mais nada. Ele é delicioso! Tornou-se uma receita de família da minha amiga Haydée também, seus filhos amam!

- **Ingredientes**

1 prato bem cheio de repolho picado bem fininho
½ prato de temperos picados: cebola, tomate, pimentão e cheiro verde
2 ovos batidos em neve (Primeiro bata as claras depois acrescente as gemas).

½ xícara (chá) de amido de milho
¼ de xícara (chá) de azeite
1 colher (chá) cheia de fermento
Sal a gosto

- **Modo de Fazer**

1. Misturar todos os ingredientes, colocar em um pirex untado, levar ao forno até dourar e crescer um pouco.
2. Se quiser, acrescente 1 xícara (chá) de bacalhau desfiado ou atum.

Bolo Salgado de Sardinha

A sardinha é rica em proteínas e possui minerais essenciais, como magnésio, ferro e selênio. Esse tipo de peixe também ajuda o organismo a liberar o mercúrio e tem altas concentrações de ômega 3, um tipo de gordura "boa", essencial para o funcionamento do cérebro. Se não puder consumi-las frescas, compre-as em lata, mas tenha o cuidado de selecionar uma marca que não contenha aditivos químicos. Eu compro da marca portuguesa Ramirez.

Receita testada e aprovada por Haydée Jacques e seu filho Pedro, Campinas (SP).

- **Ingredientes**

3 tomates picados
1 cebola picada
1 lata de ervilha (200 g)
2 latas de sardinha (200 g)
6 ovos
6 colheres (sopa) de farinha de mandioca
Salsinha a gosto
Sal a gosto

- **Modo de Fazer**

1. Bater as claras em neve, colocar as gemas uma a uma, em seguida acrescentar a farinha.
2. Juntar ¼ da massa aos legumes e misturar bem.
3. Colocar o restante da massa e levar para assar em forno quente por mais ou menos 30 minutos.

Beiju de Tapioca

Eu sempre amei beiju de coco e adorei quando Mauricio começou a gostar também. Além do leite materno, o coco é o alimento que tem mais concentrações de ácido láurico. Esse ácido possui efeito antiviral, antibacteriano e antifúngico. É rico em vitamina E, e possui um poderoso efeito antioxidante; 2/3 de sua gordura saturada é composta por ácidos graxos, o mesmo do leite materno. A gordura do coco, assim como a do peixe, diminui as concentrações de substâncias pró-inflamatórias no organismo. O coco também ajuda a regularizar as funções intestinais e hepáticas, eliminando as toxinas ingeridas diariamente, auxiliando na regeneração da flora intestinal.

- **Ingredientes**

2 xícaras (chá) de polvilho doce (240 g)
½ xícara (chá) de água
Coco ralado grosso para o recheio

- **Modo de Fazer**

1. Umedeça o polvilho com cerca de meia xícara (chá) de água (110 ml) até obter uma farofa bem granulada e passe por uma peneira.
2. Sobre uma frigideira aquecida, espalhe uniformemente uma porção dessa farofa. Com o calor do fogo, a farofa será cozida, formando um disco. Gostamos de uma casquinha fina.

3. Espalhe o coco por cima, a gosto. Dobre a massa formando um pastel e aperte as bordas com a colher. Vire a beiju e deixe cozinhar mais um pouco. Repita a operação até terminar toda a farofa.

Cachorro-quente de Forno

- **Ingredientes para o Recheio:**

5 salsichas da Korin (não tem glutamato) cortada em rodelas
1 dente de alho
2 colheres (sopa) de cebola picadinha
2 colheres (sopa) de óleo
¼ de xícara (chá) de molho de tomate orgânico
Sal a gosto
¼ de xícara (chá) de maionese
¼ de xícara (chá) de ketchup

- **Modo de Fazer o Recheio:**

1. Em uma panela média, doure o alho e a cebola com o óleo.
2. Coloque as salsichas em rodela, o molho de tomate e, se quiser, acrescente um pouquinho de água, mas o molho tem de ficar grosso.
3. Espere esfriar.
4. Faça a massa do pão da Júlia (ver receita em *Pães*)

- **Montagem:**

1. Unte e enfarinhe uma assadeira pequena.
2. Coloque metade da massa de pão.
3. Coloque o recheio de salsicha.
4. Com uma colher de chá, espalhe pequenas porções de maionese e ketchup no recheio.
5. Coloque o restante da massa.

6. Cubra a assadeira com um pano e espere a massa crescer por 40 minutos. Enquanto isso aqueça o forno a 180 °C.
7. Quando a massa tiver crescido, pincele levemente a superfície com gema e leve ao forno para assar.
8. Deixe esfriar completamente antes de servir.

Torta de Frango

Receita adaptada, testada e aprovada por Sônia Faneco e seu filho Gabriel, Jundiaí (SP).

- **Ingredientes para o Recheio:**

2 xícaras (chá) de frango cozido e desfiado
1 cebola picada
2 tomates sem pele e sem sementes picados
Sal e pimenta-do-reino a gosto
2 colheres (sopa) da salsa picadinha
Se preferir acrescente milho ou palmito bem picado.

- **Modo de Fazer o Recheio:**

1. Em uma panela, doure o alho com pouco óleo. Junte a cebola picada e os tomates. Refogue por alguns minutos.
2. Acrescente o frango, o sal e a pimenta. Deixe cozinhar por alguns minutos em fogo baixo para o frango absorver o sabor.
3. Desligue o fogo, junte a salsinha, deixe esfriar e empregue.

- **Montagem:**

1. Unte e enfarinhe uma fôrma para pão grande.
2. Coloque metade da massa de pão (usar a massa do pão da Júlia).
3. Coloque o recheio de frango.

4. Coloque o restante da massa.
5. Cubra a assadeira com um pano e espere a massa crescer por 40 minutos. Enquanto isso aqueça o forno a 180 °C.
6. Quando a massa crescer, pincele levemente a superfície com uma gema e leve ao forno para assar.
7. Deixe esfriar completamente antes de servir.

Torta de Arroz de Liquidificador

Receita fácil, rápida e deliciosa! Essa receita é uma adaptação do rocambole de arroz ensinado no programa da Ana Maria Braga. Testada e aprovada por Claudia Marcelino e família, Rio de Janeiro (RJ).

- **Ingredientes**

2 xícaras (chá) de arroz cozido
1 xícara (chá) de leite vegetal
½ xícara (chá) de óleo
3 ovos
1 colher (chá) de sal

Para misturar à massa batida no liquidificador:

1 colher (chá) de fermento em pó
1 colher (sopa) de cheiro-verde picado

- **Modo de Fazer**

1. Bata o arroz junto com o leite vegetal no liquidificador até formar um creme.
2. Adicione o óleo, os ovos e o sal, bata por mais dois minutos.
3. Acrescente o fermento e o cheiro-verde, misture.

Cobertura

- **Ingredientes**

1 tomate pequeno picado
1 xícara (chá) de linguiça triturada
½ xícara (chá) de cebola picada
½ colher (chá) de sal
Temperos a gosto (pimenta, manjericão, orégano, cheiro-verde etc.)
1 colher (sopa) de óleo

- **Modo de Fazer**

Frite a linguiça levemente, escorra o óleo excedente e misture os outros ingredientes.

Montagem

1. Despeje a massa em um refratário untado e enfarinhado.
2. Asse em forno médio preaquecido por cerca de 20 minutos ou até que, ao enfiar um palito, este saia limpo.
3. Retire do forno, passe duas colheres de maionese simples ou temperada por cima da massa e cubra com o recheio sugerido ou qualquer um de sua preferência.

Pizza Com Massa de Batata

Receita testada e aprovada por Claudia Marcelino e seu filho Mauricio, Rio de Janeiro (RJ).

- **Ingredientes**

1 xícara (chá) de batatas cozidas e espremidas
1 xícara (chá) de amido de milho
2 colheres (sopa) de creme vegetal ou óleo

1 ovo
1 colher (chá) de sal
1 colher (chá) de fermento químico em pó

Cobertura

- **Ingredientes**

300 g de linguiça calabresa (Uso qualquer outra linguiça ou até mesmo salsicha, que não tenha glutamato monossódico. Pode ser salsicha vegetal também)
1 cebola média
1 tomate médio
1 colher (chá) de orégano
4 colheres (sopa) de molho de tomate temperado (Uso molho de tomate orgânico, sem adição de químicos)

- **Modo de Fazer**

1. Lave as batatas, descasque e cozinhe, esprema as batatas fazendo um tipo de purê, utilize uma xícara deste purê, acrescente a farinha, o creme vegetal, o ovo, o sal e o fermento e misture tudo até ficar uma massa homogênea.
2. Unte uma fôrma de pizza de 30 cm com creme vegetal e abra a massa com as mãos preenchendo toda a fôrma.
3. Asse em forno médio até dourar a massa ou por 30 minutos.
4. Retire a massa do forno coloque o molho de tomate sobre a massa coloque orégano e reserve.
5. Retire a pele que envolve a linguiça, corte em rodelas e frite em frigideira antiaderente sem acrescentar óleo (despreze o óleo que fica da fritura da linguiça). Reserve.
6. Corte a cebola em rodelas e deixe imersa em água por alguns minutos, enquanto isso pegue o tomate lave bem e corte em rodelas.

7. Pegue a massa já preparada com o molho e o orégano e vá colocando as rodelas de linguiça e forrando a fôrma, faça da mesma maneira com as cebolas e o tomate (umas cinco rodelas). Leve ao forno por 15 minutos e está pronto para servir.

Massa de Pizza sem Ovos

Essa é a massa de pizza mais utilizada aqui em casa por ser rápida. Receita do livro *Baking Gluten-free Classics*, de Annalise Roberts. Testada e aprovada por Claudia Marcelino e família, Rio de Janeiro (RJ)

- **Ingredientes**

1½ xícara (chá) da mistura de farinha de arroz branca ou integral
1 colher (chá) de CMC
½ colher (chá) de sal
2 colheres (chá) de açúcar
2½ colheres (chá) de fermento biológico seco
1 colher (sopa) de óleo
¾ de xícara (chá) + 1 colher (sopa) de água morna

- **Modo de Fazer**

1. Unte uma fôrma de pizza de 30 cm de diâmetro com creme vegetal e enfarinhe com fubá.
2. Misture todos os ingredientes secos na vasilha grande da batedeira.
3. Adicione o óleo e a água. Misture em velocidade baixa. Aumente para velocidade máxima e bata por 2 minutos.
4. Coloque a massa no centro da fôrma preparada.
5. Unte as mãos com óleo ou creme vegetal e vá abrindo a massa até cobrir toda a fôrma.
6. Deixe a massa descansar em local quente e coberto por 30 minutos ou até dobrar de volume.

7. Posicione a grade do forno na parte mais baixa e preaqueça-o em temperatura alta.
8. Asse a pizza por 15 minutos. A massa deve estar levemente dourada e cozida por dentro.
9. Retire-a do forno e cubra-a com a cobertura de sua preferência. Não utilize muito molho. Volte ao forno por mais 10 minutos para cozinhar a cobertura.

Nota: Se desejar uma pizza mais macia, asse-a desde o início com a cobertura, por 20 minutos aproximadamente.

Cobertura de Berinjela para Pizza

Descobri com meu filho que tudo que tiver sobre uma pizza ele come, não importa o quê! Berinjela é uma das coisas que ele come na pizza! Outro detalhe importante, pizza tem de ser redonda! Posso fazer a mesma coisa em formato retangular que ele só vai olhar e nem provar!

- **Ingredientes**

4 berinjelas bem picadas
3 dentes de alho picados
½ xícara (chá) de azeite
Sal e temperos a gosto (Uso orégano e salsinha picada)
½ xícara (chá) de azeitonas picadas

- **Modo de Fazer**

1. Deixe a berinjela de molho em água e sal por 20 minutos.
2. Em uma panela, frite o alho em pouco óleo até dourar.
3. Adicione o sal e refogue por 10 minutos, mexendo de vez em quando.
4. Retire do fogo, adicione o azeite e os outros temperos, deixe esfriar e empregue. Complemento a cobertura com tomate e cebolas fatiadas.

Cobertura de Sardinha para Pizza

- **Ingredientes**

4 sardinhas cozidas em água e sal com uma folha de louro
1 xícara (chá) de molho de tomate
½ xícara (chá) de cebola picada
1 dente de alho amassado
¼ de xícara (chá) de azeite
Pimentão, azeitonas e tomates picadinhos
Temperos a gosto (Uso coentro bem picado)

- **Modo de Fazer**

1. Amasse as sardinhas.
2. Em uma panela frite o alho até dourar. Junte a sardinha, o molho de tomate e a cebola. Refogue por alguns minutos.
3. Retire do fogo e adicione o azeite, o pimentão, as azeitonas, os tomates e o coentro. Deixe esfriar e empregue.

Bolos

Dicas para Fazer Bolos Deliciosos sem Glúten

- Como as farinhas sem glúten são mais granuladas e pesadas, é importante que você escolha farinhas que foram muito bem processadas e, consequentemente, são mais finas.
- Exatamente pela consistência das farinhas, o óleo é mais recomendado do que o creme vegetal.
- Os líquidos são usados em menor quantidade e o fermento em maior quantidade.
- É interessante usar baunilha ou outros extratos para camuflar a falta do trigo e o cheiro mais característico das farinhas sem glúten.
- Use fôrmas pequenas de no máximo 22 cm de diâmetro.
- Separe todos os ingredientes que serão usados, na quantidade pedida, e deixe-os sobre a bancada de serviço.
- Se a receita pedir por ovos com claras e gemas separadas, separe-as quando ainda estiverem geladas e deixe-as ficar em temperatura ambiente para utilizá-las.
- Siga a receita passo a passo. Se, por exemplo, a receita pede para bater as claras até ficarem espumosas e depois adicionar o açúcar,

bata as claras em neve e adicione ao final o açúcar ou qualquer outra recomendação, faça exatamente igual, existe uma razão para isso.

- Preaqueça o forno na temperatura adequada.
- Não abra a porta do forno mais do que é necessário, muito menos enquanto o bolo está assando e ainda mole.
- Use um timer e marque o tempo de cozimento com o alarme, você pode se distrair. Programe o alarme para despertar pelo menos 5 minutos antes do tempo recomendado para não haver surpresas.
- Deixe as fôrmas untadas e enfarinhadas logo no começo do preparo do bolo. Quando a massa ficar pronta, transfira-a para a fôrma e leve ao forno preaquecido imediatamente.
- As melhores batedeiras para se preparar bolos em casa são as batedeiras de mão.

Bolo Básico

Testado e aprovado por Haydée Jacques e seu filho Pedro, Campinas (SP). Haydée fez a sugestão de minibolos e recheou com geleia de maracujá orgânica. Receita do livro *Gluten-free Baking Classics*, de Annalise Roberts.

Este é aquele bolo coringa que você pode preparar em diversas ocasiões. É só mudar os recheios e as coberturas, ele combina com tudo. Fica mais gostoso depois de 2 dias pronto.

- **Ingredientes**

2 xícaras (chá) de açúcar granulado
4 ovos grandes
2½ xícaras (chá) da mistura de farinha de arroz integral ou branca
½ colher (chá) de sal
1 colher (sopa) de fermento em pó
1 colher (chá) de CMC
1 xícara (chá) de óleo de canola ou girassol
1 xícara (chá) de leite vegetal
2 colheres (chá) de extrato de baunilha

- **Modo de Fazer**

1. Preaqueça o forno a 180°C e coloque a grade no centro do forno. Unte duas fôrmas de 22 cm de diâmetro, cubra-as com papel manteiga e unte novamente.
2. Bata os ovos com o açúcar na vasilha grande da batedeira em velocidade média por 1 minuto. Adicione a farinha, o sal, o fermento, o CMC, o óleo, o leite e a baunilha misturando em velocidade baixa. Coloque em velocidade média e bata por 1 minuto.
3. Coloque a massa nas fôrmas preparadas. Asse por cerca de 35 minutos ou até que ao apertar o centro do bolo, a marca deixada com o dedo volte ao normal e as laterais estejam soltando da fôrma.
4. Deixe os bolos esfriarem na fôrma por 5 minutos. Passe uma faca pequena em volta do bolo para soltá-lo da fôrma. Vire-os sobre uma grade, retire o papel e deixe-os esfriar completamente.

Nota: esta receita também fica ótima para fazer minibolos para a criança comer no lanche. Pode ser recheado com goiabada cremosa, creme de chocolate ou geleias. Utilize forminhas para brevidade, colombinho ou muffins, vendidas em lojas especializadas em fôrmas e panelas.

Para a cobertura, use 2 xícaras (chá) da sua cobertura predileta e cubra o bolo com o auxílio de uma bomba de confeitar.

Bolo de Cenoura com Coco

Receita enviada, testada e aprovada por Andreia Amicucci e família, Lins (SP).

- **Ingredientes**

5 ovos
200 g de fécula de batata
2 cenouras médias

1 xícara (chá) de água
1 xícara (chá) de óleo vegetal
1 colher (sopa) de creme ou farinha de arroz
7 colheres (sopa) de estévia (Se utilizar estévia pura, 2 ou 3 colheres de chá são suficientes.)
½ xícara (chá) de coco ralado (Pode-se utilizar as sobras de coco de quando se prepara o leite de coco caseiro.)
1 colher (sopa) de fermento químico em pó

- **Modo de Fazer**

1. Bata as claras em neve. Coloque na geladeira enquanto prepara o restante da receita.
2. No liquidificador, bata as cenouras, a água, o óleo, com a fécula de batata, o creme de arroz, as gemas e a estévia.
3. Após estar bem batido, transfira para uma vasilha e incorpore delicadamente as claras em neve.
4. Adicione o fermento e o coco sempre misturando delicadamente.
5. Leve para assar em fogo médio preaquecido. Depois de pronto a textura fica parecida com a de um bombocado.

Bolo de Fubá Cremoso

Receita testada e aprovada por Haydée Jacques e seu filho Pedro, Campinas (SP).

- **Ingredientes**

2 xícaras (chá) de fubá
½ xícara (chá) de coco ralado
1½ xícara (chá) de açúcar
3½ xícaras (chá) de leite de coco
3 ovos

6 colheres (sopa) de óleo
1 colher (sopa) de fermento
3 colheres (sopa) de farelo de arroz, de semente de abóbora ou pó de multi mistura (Haydée fez com farelo de arroz orgânico)
3 colheres (sopa) rasas de farinha sem glúten
1 pitada de sal

- **Modo de Fazer**

Bater tudo no liquidificador muito bem e assar em uma assadeira pequena untada.

Observação: esta massa não rende muito. O bolo fica escuro como bolo de chocolate.

Bolo de Chocolate sem Farinha e com Calda

Receita testada e aprovada por Claudia Marcelino e familiares, Rio de Janeiro (RJ).

- **Ingredientes da Massa**

100 g de coco ralado
6 ovos
6 colheres (sopa) de chocolate em pó
7 colheres (sopa) de açúcar
100 g de creme vegetal ou 5 colheres (sopa) de óleo
1 colher (sopa) de fermento em pó

- **Ingredientes da Calda**

1 xícara (chá) de leite de coco
1 colher (sopa) de creme vegetal
3 colheres (sopa) de açúcar
3 colheres (sopa) de chocolate em pó

- **Modo de Fazer**

1. Para a massa, bata bem todos os ingredientes no liquidificador.
2. Coloque em assadeira pequena untada e enfarinhada com amido de milho, e leve ao forno médio preaquecido até assar.
3. Numa panela, misture todos os ingredientes da calda e leve ao fogo para engrossar. Despeje sobre o bolo ainda quente.

Bolo Tropical de Abacaxi

Receita testada e aprovada por Márcia Madalozzo e sua filha Júlia, Montenegro (RS).

- **Ingredientes**

2 xícaras (chá) de creme de arroz
½ xícara (chá) de amido de milho
1 colher (sopa) de fermento químico em pó
1 pitada de sal
4 ovos
1 xícara (chá) de óleo
1⅔ xícara (chá) de açúcar
2 colheres (chá) de suco de limão
1 xícara (chá) de suco concentrado de abacaxi (Encontrado em supermercados)

- **Modo de Fazer**

1. Misture os 4 primeiros ingredientes e reserve.
2. Bata na batedeira o suco de limão, os ovos, o óleo e o açúcar até que a mistura fique homogênea.
3. Em outra vasilha, adicione alternadamente o suco de abacaxi e a farinha. Coloque a mistura numa fôrma untada e enfarinhada e asse em forno médio por 25 a 30 minutos.

Dicas:

1. Esse bolo fica superfofinho tipo pão-de-ló, ótimo para fazer bolo de aniversário.
2. Para fazer bolo recheado de frutas, coloque 2/3 da massa na fôrma, coloque abacaxi (mas sem a calda) picado e cubra com o restante da massa.

Bolo de Cenoura *by* Márcia

Receita enviada, testada e aprovada por Márcia Madalozzo e sua filha Júlia, Montenegro (RS).

Massa

- **Ingredientes**

4 ovos inteiros
4 cenouras médias
2½ xícaras (chá) de açúcar
1 xícara (chá) de óleo
1 xícara (chá) de creme ou farinha de arroz
1 xícara (chá) de amido de milho
1 colher (sopa) de fermento em pó
1 colher (chá) de CMC

- **Modo de Fazer**

Bata no liquidificador os quatro primeiros ingredientes. Despeje em uma vasilha e misture as farinhas e o fermento. Unte uma fôrma e leve ao forno.

Cobertura

- **Ingredientes**

2 colheres (sopa) de chocolate em pó
2 colheres (sopa) de Becel tradicional sem sal

4 colheres (sopa) de água
7 colheres (sopa) de açúcar

- **Modo de Fazer**

Misture todos os ingredientes, leve ao fogo até engrossar um pouco e cubra o bolo.

Falso Bolo de Leite Condensado sem Lactose

Receita testada e aprovada por Márcia Madalozzo e sua filha Júlia, Montenegro (RS).

- **Ingredientes e Modo de Fazer**

Bata no liquidificador:

4 ovos
½ xícara (chá) de óleo
½ xícara (chá) de água
2 xícaras (chá) de açúcar (ou um pouco menos)
2 colheres (sopa) de pó para sorvete sabor leite condensado
2 colheres (chá) de essência de baunilha
2 colheres (sopa) cheias de amido de milho
1 colher (chá) de CMC

Transfira a mistura para uma tigela e acrescente 200 g de creme ou farinha de arroz. Bata bem e coloque 1 colher (sopa) de fermento químico em pó. Misture delicadamente e leve para assar em forno médio preaquecido.

Observação: O pó para sorvete é vendido em casas de produtos para sorvetes ou em supermercados, a marca mais conhecida é Selecta, vem em potinhos e nada mais é do que um amido saborizado.

Bolo de Amendoim

Receita testada e aprovada por Márcia Madalozzo e sua filha Júlia, Montenegro (RS).

- **Ingredientes**

200 g de amendoim torrado e moído
4 ovos
1 xícara (chá) de leite de coco
1½ xícara (chá) de açúcar
6 colheres (sopa) de creme ou farinha de arroz
1 colher (sopa) de óleo vegetal
1 colher (sopa) de fermento em pó (misture na clara em neve antes de colocá-la na massa)
1 pitada de sal

- **Modo de Fazer**

1. Bata as claras em neve e reserve.
2. Bata as gemas com o açúcar. Acrescente o amendoim, o creme de arroz, o leite de coco, o óleo e bata até ficar homogêneo.
3. Acrescente o sal e as claras com o fermento e misture delicadamente.
4. Asse numa fôrma untada, em forno médio/quente (210 a 240°C) preaquecido por 20 minutos.

Bolo de Abacaxi e Coco

Receita enviada, testada e aprovada por Haydée Freire Jacques e seu filho Pedro, Campinas (SP).

- **Ingredientes**

1½ xícara (chá) de açúcar
3 gemas

200 g de farinha de arroz ou creme de arroz
1 xícara (chá) de abacaxi picado (usei a fruta, coloquei no fogo com água e estévia para dar uma fervida, mas também pode usar compota pronta)
1 xícara (chá) de coco ralado fresco ou seco hidratado
1 colher (chá) de CMC
3 claras em neve
1 colher (sopa) rasa de fermento químico em pó
1 xícara (chá) de óleo

- **Modo de Fazer**

1. Bata as gemas com o açúcar.
2. Adicione o creme de arroz, o abacaxi, o coco e o fermento, misture bem.
3. Adicione o fermento e, por último, as claras em neve misturadas delicadamente com um batedor de ovos com movimentos de baixo para cima.
4. Coloque em assadeira retangular média untada e leve ao forno pre-aquecido até que, ao enfiar um palito, este saia limpo.

Bolo de Morango

Receita testada e aprovada por Fabiana Davantel e seu filho Pedro, São Paulo (SP).

Massa

- **Ingredientes**

2 xícaras de creme ou farinha de arroz
¾ de xícara (chá) de amido de milho
1¾ de xícara (chá) de açúcar (Fabiana aprovou com xylitol)

¾ xícara (chá) de óleo
1½ xícara (chá) de morangos picados
1 colher (sopa) de fermento em pó
4 ovos
½ xícara (chá) de leite de coco ou água

- **Modo de Fazer**

1. Bata as claras em neve e reserve.
2. Bata as gemas, o açúcar até ficar um creme e junte o óleo.
3. Adicione o leite, as farinhas, os morangos e o fermento, sempre batendo. Bata até que os morangos estejam totalmente incorporados à massa.
4. Delicadamente misture as claras em neve com um batedor de ovos. Em movimentos de cima para baixo. Coloque a massa numa fôrma untada e enfarinhada e asse em forno médio preaquecido por 35 a 40 minutos ou até que passe pelo teste do palito.
5. Desenforme ainda quente e espalhe a cobertura.

Cobertura

- **Ingredientes**

1 xícara (chá) de morangos picados
½ xícara (chá) de glicose de mandioca da Yoki ou xylitol
1 colher (sopa) de amido de milho

- **Modo de Fazer**

Amasse bem os morangos até formar uma pasta. Coloque todos os ingredientes numa panelinha e cozinhe em fogo baixo até ficar com aspecto de geleia. Espalhe sobre o bolo ainda quente.

Bolo de Chocolate do Gabriel

Receita testada e aprovada por Sonia Faneco e seu filho Gabriel, Jundiaí (SP).

- **Ingredientes**

200 g de farinha de arroz
1 xícara (chá) de açúcar
½ xícara (chá) de óleo de girassol
4 ovos
100 g de chocolate em pó
1 colher (sopa) de fermento
200 ml de leite de coco

- **Modo de Fazer**

1. Bata na batedeira as claras em neve firme e reserve.
2. Em outra vasilha, bata as gemas com o açúcar até que vire um creme.
3. Coloque a farinha de arroz, o óleo, o leite de coco, o chocolate e o fermento e continue a bater até que a massa fique bem misturada.
4. Coloque as claras em neve e misture delicadamente com um batedor de ovos, envolvendo uniformemente toda a clara com a massa em movimentos de baixo para cima.
5. Coloque a massa em uma fôrma redonda untada com óleo e polvilhada com creme de arroz, leve para assar em forno médio preaquecido e asse até que, ao enfiar o palito, este saia limpo.

Bolo de Fubá sem Ovos

Receita testada e aprovada por Lilli e seu filho Loys, Joinville (SC).

- **Ingredientes**

1 xícara (chá) de açúcar
1 xícara (chá) da mistura de farinha sem glúten
1 xícara (chá) de fubá
½ xícara (chá) de óleo
1 xícara (chá) de água ou leite de coco
1 colher (sopa) de fermento químico em pó

- **Modo de Fazer**

Bater tudo no liquidificador e assar em forno moderado.

Bolo/Pão de Banana

Receita retirada e adaptada do livro *Deliciosos e Disfarçados*, testada e aprovada por Fabiana Davantel e seu filho Pedro, São Paulo (SP).

- **Ingredientes**

¾ de xícara (chá) de farinha de arroz integral
½ xícara (chá) de farinha de arroz branca
½ colher (chá) de fermento em pó
¼ de colher (chá) de bicarbonato de sódio
½ colher (chá) de sal
½ colher (chá) de canela
1 colher (chá) de CMC
½ xícara (chá) de açúcar mascavo bem compactado (Fabiana utilizou xylitol)
¼ de xícara (chá) de óleo de sua preferência
2 claras

1½ xícara (chá) de purê de banana
½ xícara (chá) de purê de couve-flor
1 colher (chá) de extrato de baunilha

- **Modo de Fazer**

1. Preaqueça o forno a 180 °C. Unte uma fôrma de bolo inglês grande ou duas pequenas com creme vegetal.
2. Em uma tigela misture os ingredientes secos, exceto o açúcar. Em outra misture o açúcar e o óleo e bata com uma colher de pau até ficar uniforme.
3. Acrescente as claras, o purê de banana e de couve-flor e a baunilha. Junte a mistura de ingredientes secos e bata bem.
4. Despeje a massa na fôrma. Leve para assar até que ao espetar um palito, saia limpo. Deixe esfriar por 5 minutos antes de desenformar. Se quiser, use a farofa do *muffin* de maçã.

Mãe Benta

Receita testada e aprovada por Vera Barbato e sua filha Clara, Manaus (AM). Este bolo é uma receita clássica para minibolos, mas Clarinha só aprovou quando sua mãe o fez em tamanho grande.

- **Ingredientes**

100 g de creme ou farinha de arroz
100 g de creme vegetal (margarina sem leite)
1 colher (chá) de fermento em pó
3 claras em neve
3 gemas
100 g de açúcar (Vera aprovou com xylitol)
100 g de coco ralado

Modo de Fazer

1. Bata todos os ingredientes juntos.
2. Coloque em uma fôrma para pudim untada e polvilhada.
3. Asse em forno médio preaquecido até que ao enfiar um palito, este saia limpo.

Brownie

Este é um clássico aqui em casa, Mauricio ama de paixão! Mas não só ele, todos da casa, os sobrinhos e visitas também! O *brownie* fica sequinho e com uma casquinha por cima e supermacio por dentro! Receita do livro *Gluten-free Baking Classics*, de Annalise Roberts.

Ingredientes

¾ de xícara (chá) da mistura de farinha de arroz integral
½ colher (chá) de fermento químico em pó
½ colher (chá) de sal
½ colher (chá) de CMC
180 g de chocolate meio amargo em barra picado
½ xícara (chá) de *ghee*
3 ovos grandes em temperatura ambiente
1¼ de xícara (chá) de açúcar granulado
2 colheres (chá) de extrato de baunilha

Modo de Fazer

1. Preaqueça o forno a 150 °C. Unte e cubra o fundo e as laterais de uma fôrma quadrada de 20 x 20 cm ou uma fôrma retangular pequena com papel manteiga. Unte o papel manteiga.
2. Misture a farinha, o sal, o fermento e o CMC. Reserve.
3. Em uma panela pequena e grossa (tipo inox), derreta o chocolate meio amargo junto com a *ghee* em fogo baixo.

4. Retire do fogo, adicione o açúcar e a baunilha, mexa bem.
5. Adicione um ovo de cada vez, incorporando bem a cada adição com um batedor de ovos.
6. Junte a mistura de farinha dividida em três partes e misturando gentilmente a cada adição. Não bata demais.
7. Coloque a massa na fôrma preparada e leve ao forno por 30 minutos ou até que ao enfiar um palito ele saia limpo.
8. Retire do forno e deixe esfriar por 5 minutos antes de retirá-lo da fôrma. Cuidado para não assar demais, ficará muito duro se isso acontecer.

Bolo de Coco

Receita testada e aprovada por Haydée Jacques e seu filho Pedro, Campinas (SP).

- **Ingredientes**

2 xícaras (chá) de creme ou farinha de arroz
2 colheres (sopa) de amido de milho
2 xícaras (chá) de açúcar
100 g de creme vegetal ou óleo de coco gelado para ficar consistente
1 xícara (chá) de coco ralado
1 xícara (chá) de leite de coco
4 ovos
1 colher (sopa) de fermento em pó

- **Modo de Fazer**

1. Bata as claras em neve e reserve.
2. Bata o creme vegetal com o açúcar, acrescente as gemas e continue batendo.
3. Adicione o leite, o creme de arroz, o amido de milho e as claras em neve.
4. Junte o coco ralado e o fermento misturando bem e despeje em uma fôrma untada e enfarinhada. Asse em forno médio preaquecido.

Bolo de Maçã com Canela

Receita testada e aprovada por Haydée Jacques e seu filho Pedro, Campinas (SP).

- **Ingredientes**

  5 ovos
  1½ xícara (chá) de creme ou farinha de arroz
  ½ xícara (chá) de amido de milho
  3 colheres (sopa) de óleo vegetal
  2 xícaras (chá) de açúcar
  1 pitada de sal
  1 colher (sopa) de fermento em pó
  1 colher (chá) de canela em pó
  2 maçãs pequenas cortadas em cubinhos

Para Polvilhar:
Misture ½ xícara (chá) de açúcar com 2 colheres (chá) de canela em pó (opcional).

- **Modo de Fazer**

  1. Na batedeira bata os ovos por cerca de cinco minutos. Adicione o óleo, o açúcar e continue batendo.
  2. Acrescente então as farinhas, o fermento, o sal e a canela em pó.
  3. Despeje a massa em uma assadeira retangular untada e enfarinhada, espalhe a maçã picada, polvilhe o açúcar com canela e asse em forno médio preaquecido até que passe pelo teste do palito.

Dica: Experimente substituir a maçã por abacaxi ou pêssego em calda (bem escorridos) ou banana picada.

Bolo de Fubá com Coco

Este bolo faz a alegria das visitas em minha casa. É tão fofinho que derrete na boca! É uma receita de família adaptada às nossas necessidades e pode ser totalmente produzida com ingredientes orgânicos.

- **Ingredientes**

¾ de xícara (chá) de *ghee* gelada
1 xícara (chá) de açúcar
2 ovos (gemas e claras separadas)
1½ xícaras (chá) de fubá
½ xícara (chá) de farinha ou creme de arroz
1 colher (chá) de CMC
1 xícara (chá) de leite de coco
½ colher (chá) de sal
1 colher (sopa) de fermento em pó
1 xícara (chá) de coco ralado (Usei coco fresco)

- **Modo de Fazer**

1. Preaqueça o forno a 210°C.
2. Numa vasilha, bata as claras em neve e reserve.
3. Misture as farinhas com o CMC e reserve.
4. Bata a *ghee* com o açúcar até que a mistura vire um creme claro. Acrescente as gemas uma a uma e continue a bater.
5. Adicione ao creme a mistura de farinha e o leite de coco, alternando.
6. Coloque o sal, o fermento em pó e o coco ralado.
7. Junte delicadamente as claras em neve.
8. Coloque a massa numa fôrma de 22 cm com furo no meio. Leve ao forno médio por aproximadamente 35-40 minutos ou até que ao espetar um palito ele saia limpo.

Bolo de Farinha de Mandioca

Receita cedida gentilmente pelo laboratório de nutrição da USP. Quando repassei essa receita para minha amiga Haydée testar, confesso que ficamos muito desconfiadas. Como um bolo feito com farinha de mesa iria ficar gostoso? Mas não ficou só gostoso, ficou ma-ra-vi-lho-so!

▪ Ingredientes

5 colheres (sopa) de creme vegetal (100g) pode ser a *ghee*
2 xícaras (chá) de açúcar (320g)
4 ovos (claras em neve)
1 vidro de leite de coco (200ml)
2½ xícaras (chá) de farinha de mandioca peneirada crua e bem fininha (350g)
100 g de coco ralado
1 colher (café) de sal
1 colher (sopa) de fermento em pó químico
Leite de coco para umedecer o bolo

▪ Modo de Fazer

1. Bater o creme vegetal com o açúcar e as gemas até obter um creme.
2. Misturar o leite de coco, a farinha de mandioca peneirada, o coco ralado, as claras em neve, o sal e o fermento em pó.
3. Levar para assar em fôrma untada. Assar em forno médio preaquecido por aproximadamente 30 minutos.
4. Umedecer a superfície do bolo ainda quente com leite de coco.

Coberturas para Bolos

Creme de Nozes

- **Ingredientes**

¾ xícara (chá) de nozes moídas
4 ovos bem batidos
¼ xícara (chá) chá de açúcar
4 colheres (chá) de chocolate em pó
1 colher (chá) de baunilha
½ xícara (chá) de água

- **Modo de Fazer**

Bata os ovos muito bem. Junte a baunilha, o chocolate, o açúcar, a água, as nozes e leve ao fogo em banho-maria mexendo sempre até ficar cremoso. Deixe esfriar e empregue.

Creme de Baunilha

- **Ingredientes**

2 xícaras (chá) de leite vegetal
2 ovos
1 colher (chá) de extrato de baunilha
2 colheres (sopa) de amido de milho
1 xícara de creme de leite vegetal (opcional)
1 colher (chá) de estévia pura

- **Modo de Fazer**

1. Bata no liquidificador o leite vegetal, os ovos e o amido.
2. Leve ao fogo até atingir a consistência de creme. Adicione a baunilha e a estévia, deixe esfriar e empregue.

Creme de Laranja

- **Ingredientes**

2 xícaras (chá) de suco de laranja
1 xícara (chá) de água
6 colheres (sopa) de açúcar ou substituto a seu gosto
3 colheres (sopa) de amido de milho

- **Modo de Fazer**

1. Misture o suco com a água. Misture bem o amido com um pouco do líquido e coloque o restante em uma panela com o açúcar e leve ao fogo.
2. Quando ferver, retire do fogo, junte o amido diluído e mexa rapidamente. Volte ao fogo mexendo até engrossar. Deixe esfriar e empregue.

Creme de Chocolate

- **Ingredientes**

2 xícaras (chá) de leite vegetal
1 xícara (chá) de açúcar
4 gemas
2 colheres (sopa) de amido de milho
¼ de xícara (chá) de cacau em pó

- **Modo de Fazer**

1. Leve o leite vegetal com metade do açúcar ao fogo até o ponto de começar a ferver. Apague o fogo.
2. Bata as gemas com o restante do açúcar até ficar um creme esbranquiçado e fofo. Adicione o amido de milho e misture bem.
3. Junte esse creme ao leite, adicione o cacau e leve ao fogo baixo até engrossar. Espere esfriar e empregue.

Mousse Capuccino

- **Ingredientes**

½ xícara (chá) de chocolate meio amargo
½ xícara (chá) de leite de coco
1 colher (chá) de café instantâneo
¼ de xícara (chá) de água morna para quente (tolerável ao toque)
1 colher (sopa) de glicose de mandioca
1 colher (chá) de extrato de baunilha
¼ de colher (chá) de extrato de amêndoas

- **Modo de Fazer**

1. Em uma panela pequena, derreta o chocolate junto com o leite de coco em fogo baixo.
2. Junte a água e o café instantâneo e mexa para uniformizar a mistura.
3. Junte a glicose, a baunilha e o extrato de amêndoas.
4. Coloque a mousse em vasilhas de porções individuais e leve à geladeira até que esteja firme. Sirva.

Rendimento: 4 porções.
Nota: Você pode utilizar esta mistura como cobertura e recheio para bolo, multiplicando a receita quantas vezes for necessário. Para utilizá-la como cobertura ou recheio, não poderá ser refrigerada.

Outras Opções de Coberturas

Você também pode utilizar as receitas de geleias, o falso creme de amendoim e a imitação de Nutella. Para esses dois, basta bater o creme adicionando leite vegetal até atingir a consistência desejada.

Muffins de Chocolate

Receita testada por Fabiana Davantel e seu filho Pedro, São Paulo (SP).

- **Ingredientes**

1½ xícara (chá) de farinha de arroz
⅓ de xícara (chá) de fécula de batata
⅓ de xícara (chá) de farinha de polvilho
1 colher (chá) de CMC
4 colheres (chá) de fermento em pó
½ colher (chá) de sal
½ xícara (chá) de açúcar (Fabiana utilizou xilytol)
1 colher (sopa) de chocolate em pó
2 ovos levemente batidos
1 xícara (chá) de leite vegetal ou água
¼ de xícara (chá) de óleo
¾ de xícara (chá) de chocolate meio amargo bem picado ou gotas de chocolate Dessert da Garoto.

- **Modo de Fazer**

1. Junte as farinhas, o CMC, o fermento, o sal e o açúcar.
2. Adicione os ovos, o leite, o óleo, mexa até misturar tudo. Junte o chocolate picado.
3. Coloque a massa em forminhas de papel ou dentro de forminhas de *muffin*, cobrindo ⅔ da fôrma.
4. Asse em forno médio preaquecido por 12 a 15 minutos ou até que ao enfiar um palito, este saia limpo.

Rendimento: 12 a 16 *muffins*.

Muffins de Maçã

- **Ingredientes da Cobertura**

⅔ de xícara (chá) de flocos de quinua
¼ de xícara (chá) de açúcar mascavo
1 colher (chá) de canela
2 colheres (sopa) de *ghee* derretida

- **Ingredientes da Massa**

1½ xícara (chá) de farinha sem glúten
1 xícara (chá) de quinua em flocos
1 colher (chá) de fermento em pó
½ colher (chá) de bicarbonato de sódio
½ colher (sopa) de canela
1 xícara (chá) de suco de maçã sem açúcar
½ xícara (chá) de leite vegetal
½ xícara (chá) de purê de abóbora ou cenoura
½ xícara (chá) de açúcar mascavo
½ xícara (chá) de óleo
1 ovo grande

- **Modo de Fazer**

1. Preaqueça o forno a 200 °C. Unte uma assadeira para 12 *muffins* ou forre com forminhas de papel.
2. Para fazer a cobertura, misture os ingredientes secos em uma tigela e junte a *ghee*.
3. Para a massa, misture os ingredientes secos em uma tigela. Em uma segunda tigela misture o suco de maçã, o purê, o leite vegetal, o açúcar, o óleo e o ovo, mexendo com uma colher de pau. Junte a mistura seca delicadamente, misturando até incorporar. Não bata demais, a massa deve ficar com pelotas.

4. Divida a massa igualmente nas forminhas de *muffins* e cubra com a farofinha preparada . Asse até que a cobertura fique "morena" e, ao enfiar um palito, ele saia limpo. Sirva frio ou morno.

Muffins de Maçã e Canela

O cheiro desses *muffins* quando estão assando é tentador! Eu gosto de adicionar uma pequena quantidade de cardamomo em pó às receitas que levam maçã, acho que faz uma combinação perfeita, e o perfume do cardamomo é maravilhoso! Receita do livro *The Gluten-free Gourmet,* de Bete Hagman.

- **Ingredientes**

2 xícaras (chá) da mistura de farinha de arroz integral ou branca
⅔ de xícara (chá) de açúcar granulado
1 colher (sopa) de fermento em pó
1 colher (chá) de bicarbonato de sódio
¾ de colher (chá) de CMC
¼ de colher (chá) de sal
2 colheres (chá) de canela em pó
1 xícara (chá) de maçã raspada (Você pode passá-las no processador ou no liquidificador sem água. Não deixe virar purê)
½ xícara (chá) de nozes moídas
½ xícara (chá) de leite vegetal
½ xícara (chá) de óleo de canola
2 ovos grandes

- **Modo de Fazer**

1. Preaqueça o forno a 190 °C e posicione a grade no centro do forno. Unte as fôrmas de *muffins* com óleo ou creme vegetal.

2. Em uma vasilha grande, misture a farinha, o açúcar, o fermento, o bicarbonato, o CMC, o sal e a canela. Adicione a maçã e as nozes, mexa para incorporar.
3. Misture o leite e o óleo em uma vasilha menor. Retire uma colher (sopa) desse líquido e jogue fora. Junte os ovos e bata. Adicione essa mistura à mistura de farinha e mexa somente até formar uma massa homogênea.
4. Encha ⅔ das forminhas. Asse por 18 a 25 minutos até ficarem levemente dourados. Retire os *muffins* das fôrmas e deixe esfriar sobre uma grade. Sirva quente ou frio.

Muffins de Coco e Limão

A acidez natural do limão irá reagir com o CMC e tornará este *muffin* um pouco mais denso. É também por esta razão que ele diminui um pouco de tamanho depois de um dia, ou após ser congelado. Receita do livro *Gluten-free Baking Classics,* de Annalise Roberts.

- **Ingredientes**

2 xícaras (chá) da mistura de farinha de arroz integral ou branca
⅔ de xícara (chá) de açúcar granulado
1 colher (sopa) de fermento em pó
1 colher (chá) de bicarbonato de sódio
¾ de colher (chá) de CMC
¼ de colher (chá) de sal
2 colheres (chá) de canela em pó
1 xícara (chá) de coco ralado
1 colher (sopa) de raspa de casca de limão
½ xícara (chá) de leite vegetal
½ xícara (chá) de óleo de canola
2 ovos grandes

- **Modo de Fazer**

1. Preaqueça o forno a 175 °C e posicione a grade no centro do forno. Unte as forminhas de *muffin* com creme vegetal ou óleo. Você também pode colocar forminhas de papel dentro das fôrmas.
2. Em uma vasilha, misture a farinha, o açúcar, o fermento, o bicarbonato, o CMC, o sal e misture bem. Junte o coco e a casca de limão e mexa para incorporar.
3. Misture o leite e o óleo em uma vasilha pequena, retire uma colher (sopa) desse líquido e jogue fora. Adicione os ovos e bata. Junte essa mistura líquida à mistura seca e mexa somente até formar uma massa uniforme.
4. Encha ⅔ das forminhas. Pulverize açúcar granulado por cima. Asse por 18 a 25 minutos até ficarem levemente dourados. Retire os *muffins* das fôrmas e deixe esfriar sobre uma grade. Sirva quente ou frio.

Muffins de Banana e Castanhas-do-Pará

Coloque esses *muffins* em sua mesa e veja-os desaparecerem! São deliciosos para um café da manhã ou para um lanche da tarde. E o cheiro que exalam ao assarem é divino! Receita do livro *Gluten-free Baking Classics*, testada e aprovada por Geórgia Fonseca e família.

- **Ingredientes**

2 xícaras (chá) da mistura de farinha de arroz integral ou branca
⅔ de xícara (chá) de açúcar granulado
1 colher (sopa) de fermento em pó
1 colher (chá) de bicarbonato de sódio
¾ de colher (chá) de CMC
¼ de colher (chá) de sal
1 colher (chá) de canela em pó
1 xícara (chá) de bananas amassadas bem maduras (cerca de 2 bananas)
½ xícara (chá) de castanhas-do-Pará moídas

½ xícara (chá) de leite vegetal
½ xícara (chá) de óleo de canola
2 ovos grandes

- **Modo de Fazer**

1. Preaqueça o forno a 175 °C e posicione a grade no centro do forno. Unte as forminhas de *muffin* com creme vegetal ou óleo. Você também pode colocar forminhas de papel dentro das fôrmas.
2. Em uma vasilha, misture a farinha, o açúcar, o fermento, o bicarbonato, o CMC, o sal, a canela e misture bem. Junte a banana e as castanhas e mexa para incorporar.
3. Misture o leite e o óleo em uma vasilha pequena, retire uma colher (sopa) desse líquido e jogue fora. Adicione os ovos e bata. Junte essa mistura líquida à mistura seca e mexa somente até formar uma massa uniforme.
4. Encha ⅔ das forminhas. Pulverize açúcar granulado por cima. Asse por 18 a 25 minutos até ficarem levemente dourados. Retire os *muffins* das fôrmas e deixe esfriar sobre uma grade. Sirva quente ou frio.

Pães

Nosso grande problema, que pude perceber quando comecei a seguir a dieta, foi o de encontrar pães saborosos e macios feitos sem glúten e sem leite. Todas as mães reclamavam dos resultados obtidos na cozinha: pães secos, pesados, duros e sem graça. Isso agora é passado. Fui em busca dos melhores professores de culinária sem glúten para trazer este repertório para vocês. Descobri a Bette Hagman e a Annelise Roberts com receitas ótimas em seus livros. A maioria desse pães pode permanecer de dois a três dias sobre a mesa sem ficar iguais à pedra e, assim que são aquecidos, retomam o seu frescor. Deliciem-se!

Dicas para o Preparo de Pães sem Glúten

Há mais mistérios entre o céu e a Terra do que julga a nossa vã filosofia. Essa máxima de Shakespeare é perfeita para a confecção de pães sem glúten. Tudo pode influenciar nessa arte: a temperatura do ar, da água, a altitude, o dia ensolarado ou nublado, a temperatura do forno, a quantidade de água na massa ou no ar, o fermento... tudo é muito mais complexo. Adicionar um agente aglutinador é fundamental. É o glúten que dá liga aos pães tradicionais, elemento inexistente em nossos pães, e substituir a sua função é nosso grande desafio.

Estas são as dicas mais comuns para o preparo de pães ser bem-sucedido:

- Separe todos os ingredientes que serão usados, na quantidade pedida, e deixe-os sobre a bancada de serviço.
- Batedeiras potentes como a Arno Planetária ou a Kitchenaid são bastante necessárias e podem determinar o sucesso de seu pão.
- O fermento é o ingrediente mais importante no pão. Verifique se ele está fresco. Fermento próximo a data de validade deve ser testado. Coloque 1 colher de sopa do fermento em 1 xícara de água e 1 colher (chá) de açúcar. O fermento deve espumar e dobrar de volume em menos de 10 minutos. Se isso não acontecer, descarte-o e compre um novo.
- O fermento biológico instantâneo, geralmente, é misturado aos ingredientes secos.
- Em dias muito úmidos, aumente a quantidade de fermento em até mais uma colher das de chá.
- Use um mesmo medidor para todos os ingredientes, assim não haverá variação de quantidade entre tipos de medidores diferentes.
- A água é outro ingrediente muito importante. Água com pH 5,5 a 5,6 é perfeita para pão, portanto, use somente água mineral.
- Diferentes marcas ou tipos de farinhas podem significar uma variação na quantidade de água ou líquido utilizado na receita.
- Todos os ingredientes devem estar em temperatura ambiente. Isso é fundamental.
- A água utilizada deve ser morna, não quente, água muito quente mata o fermento e fria, não o faz crescer. A água deve estar numa temperatura que você tolere na ponta do dedo ou no pulso, sem ficar desconfortável. Exatamente como se estivesse testando mamadeira para bebê.
- Nunca adicione toda a água pedida numa receita de uma única vez. Deixe sempre algumas colheradas para o final, talvez elas não sejam necessárias. A massa deve ficar como uma massa de

bolo grossa, bem cremosa e pesada. Se parecer muito grossa, junte uma colher das de sopa de água de cada vez, mas não afine muito, pois a continuação do processo da batedeira irá afiná-la um pouco mais.

- A consistência da massa de pães sem glúten é parecida com a de uma maionese grossa ou massa de bolo bem firme, que precisa ser retirada da vasilha às colheradas.
- Se o dia estiver nublado, a farinha terá absorvido um pouco da umidade do ar e você poderá diminuir cerca de 3 colheres das de sopa de líquido.
- Se o pão cresce e depois murcha, tente diminuir a quantidade de água, menos 1 ou 2 colheres da próxima vez. A temperatura do forno também influencia nesse quesito. Apesar de toda a experiência, eu nunca consigo fazer um pão grande que não murche, meu forno não colabora comigo de jeito nenhum. A mesma massa fica ótima em duas fôrmas pequenas.
- Quando a massa está sendo batida por 3 a 5 minutos em velocidade alta, ela está sendo sovada e resultará num pão mais macio. Respeite este tempo.
- Uma colher de chá de gelatina incolor, pode dar mais maciez à massa, mas isso é opcional.
- Açúcar ou adoçante sólido devem ser misturados aos ingredientes secos. Adoçantes líquidos (mel, agave, *maple syrup*...) devem ser adicionados aos ingredientes líquidos.
- Ao substituir o açúcar sólido pelo açúcar líquido, diminua a quantidade de outros líquidos utilizando a mesma proporção. Exemplo: se adicionou ½ xícara de mel, diminua ½ xícara de água.
- Use uma fôrma bem untada e enfarinhada, quanto menos esforço você tiver de fazer para desenformá-lo, mais chances ele tem de não quebrar ou rachar.
- Asse em duas fôrmas, uma dentro da outra, pois assim não haverá o risco do pão queimar por baixo. Eu coloco sempre a fôrma de pão dentro de uma assadeira.
- Desenforme o pão assim que tirá-lo do forno.

- A fôrma de esfriar o pão é tão importante quanto a de assar. Quando eles esfriam sobre uma grade, recebendo ar por todos os lados, não ficam esponjosos.
- Só corte o pão depois que ele esfriar. Enquanto esfria, ele cozinha mais por dentro.
- Você pode retirar o leite de soja em pó de qualquer receita, costumo fazer isso sem nenhum prejuízo de sabor. Você também pode trocar óleo vegetal por creme vegetal e vice-versa. Pode trocar o mel ou melado pedido em algumas receitas pela mesma quantidade de açúcar ou, até mesmo, se você necessita retirar todo o açúcar da alimentação de seu filho, troque-o por 1 colher (chá) de FOS, um prebiótico (espécie de açúcar que alimenta bactérias benéficas) vendido em lojas de suplementos para atletas e até mesmo em sites da internet.

Pão Francês

Enfim uma receita de pão francês sem glúten e, acreditem, delicioso! É do livro da Bette Hagman *Cooks Fast and Healthy*. O pão francês sem glúten precisa de fôrma especial para moldá-lo. No Brasil não há esta fôrma especial para fazer pão francês em casa, tive que improvisar e descobrir uma fôrma substituta. Encontrei a calha para espumone, fabricada pela Doupan ou Walpan e o resultado foi muito bom! Lembra o pão francês grande de padaria. Eu costumo fatiá-lo por inteiro e colocá-lo na geladeira em uma travessa coberto com filme plástico. Na hora de consumir, é só colocá-lo para esquentar no *grill* ou sanduicheira e lá está - um pão fresquinho e com aquela casquinha crocante!

Receita testada e aprovada por Claudia Marcelino e família, Rio de Janeiro (RJ).

- **Ingredientes**

2 xícaras (chá) + 2 colheres (sopa) da mistura de farinha de arroz
2½ colheres (chá) de CMC

1½ colheres (chá) de açúcar
1 colher (chá) de sal
2 colheres (chá) de fermento biológico seco
1 colher (chá) vinagre de maçã
2 claras em temperatura ambiente
1½ xícaras (chá) de água mineral (de morna para quente)

- **Modo de Fazer**

1. Unte e enfarinhe a calha para espumone.
2. Na vasilha grande da batedeira, misture os ingredientes secos, inclusive o fermento.
3. Adicione o vinagre, as claras e a água. Bata em velocidade baixa para misturar e aumente para velocidade máxima, batendo a massa por três minutos.
4. Coloque a massa na fôrma preparada, alisando bem a superfície. Deixe-a descansar em local quente por meia hora.
5. Enquanto isso, preaqueça o forno a 180 °C.
6. Asse-o por uma hora. Se você quiser comê-lo quente, é só parti-lo com a mão. Você não conseguirá cortá-lo antes que esteja frio.

Pães de Hambúrguer ou Cachorro-quente

Receita testada e aprovada por Claudia Marcelino e família, Rio de Janeiro (RJ).

Estes pães são macios, saborosos e com aquela aparência de fresquinhos como todo pão de hambúrguer comum. Congela bem. Na hora de consumir, aqueça por 1 minuto no micro-ondas, virando-o de cima para baixo após 30 segundos. Parece que foi feito na hora! Receita do livro *Gluten-free Baking Classics*, de Annalise Roberts. Aumentei a quantidade de ovos e achei que ficou mais leve e mais coradinho.

▪ Ingredientes

2½ xícaras (chá) de farinha ou creme de arroz
½ xícara (chá) de amido de milho
3 colheres (chá) de CMC
1 colher (sopa) de açúcar
1 colher (chá) de sal
1¾ de xícara (chá) de leite vegetal morno
1 colher (sopa) de óleo vegetal
2 ovos grandes em temperatura ambiente
2½ colheres (chá) de fermento biológico seco

▪ Modo de Fazer

1. Unte e enfarinhe sete forminhas redondas com 10 cm de diâmetro. Coloque-as dentro de uma assadeira.
2. Na vasilha grande da batedeira, misture os ingredientes secos, exceto o açúcar.
3. Em uma panelinha, aqueça o leite vegetal, adicione o óleo, o açúcar e o fermento e deixe-o espumar durante alguns minutos.
4. Coloque os ovos na mistura de farinha, adicione a mistura de fermento, mexa em velocidade baixa por um minuto.
5. Aumente para velocidade máxima e bata por cinco minutos.
6. Distribua a massa nas fôrmas preparadas. Pincele margarina vegetal derretida sobre os pãezinhos e salpique gergelim torrado por cima.
7. Deixe a massa crescer por aproximadamente 40 minutos. Enquanto isso, preaqueça o forno a 200 °C.
8. Leve os pães para assar por 20 minutos.
9. Retire-os do forno e da fôrma imediatamente colocando-os para esfriar sobre uma grade. Não precisa deixar esfriar completamente para consumi-los.
10. Para fazer pães de cachorro-quente, proceda da mesma maneira utilizando fôrmas para bolo Califórnia da Doupan ou da Walpan.

Dica: se você quiser um pão com a casquinha mais dourada, borrife óleo ou *ghee* derretida sobre eles antes de levá-los ao forno.

Pão Básico

Receita testada e aprovada por Claudia Marcelino e família, Rio de Janeiro (RJ).

Este é um pão para o dia a dia. Pode ficar em cima da mesa da cozinha nos 2 primeiros dias coberto com filme plástico e aí é só cortar umas fatias e por no *grill* para esquentar um pouco. Com pastinhas ou até mesmo a manteiga para o resto da família, fica muito bom! Receita de Annalise Roberts, do livro *Gluten-free Baking Classics*.

- **Ingredientes**

  2 ovos grandes
  3 colheres (sopa) de óleo de canola ou girassol
  2 xícaras (chá) da mistura de farinha de arroz
  1½ colher (chá) de CMC
  ½ colher (chá) de sal
  1 colher (chá) de gelatina em pó incolor e sem sabor
  2 colheres (sopa) de açúcar granulado
  2 colheres (chá) de fermento biológico seco
  ¾ de xícara (chá) + 3 colheres (sopa) de leite vegetal, de morno para quente, tolerável ao toque

- **Modo de Fazer**

1. Unte e enfarinhe uma fôrma para pão pequena.
2. Misture os ovos e o óleo em uma vasilha pequena e reserve.
3. Misture todos os ingredientes secos na vasilha grande da batedeira. Rapidamente misture em velocidade baixa o leite morno e os ovos apenas para incorporar. Deixe um pouco de leite para o final, verifique se será necessário utilizá-lo.
4. Aumente para a velocidade máxima e bata por três minutos.
5. Transfira a massa para a fôrma preparada e deixe descansar em um local quente, dentro do forno micro-ondas, por exemplo, por 30 a 40 minutos ou até que a massa atinja 1 cm da borda da fôrma.

6. Enquanto isso, posicione a grade no centro do forno e aqueça-o a 180 °C.
7. Asse o pão por 10 minutos e cubra-o com papel alumínio. Deixe-o assar por mais 30 minutos. Para saber se o pão está pronto, dê batidinhas na superfície dele, que deverá emitir um som oco.
8. Retire-o do forno e deixe esfriar por cerca de 5 minutos antes de transferi-lo para uma grade e deixá-lo esfriar completamente.

Nota: essa receita também serve para pães de hambúrguer e cachorro-quente.

Pão Simples sem Farinha

- **Ingredientes**

2½ xícaras (chá) de farinha de amêndoas
½ colher (chá) de sal marinho
½ colher (chá) de bicarbonato de sódio
3 ovos
1 colher (chá) de estévia
½ colher (chá) de vinagre de maçã

- **Modo de Fazer**

1. Em uma vasilha grande, misture a farinha de amêndoas o sal e o bicarbonato.
2. Em uma vasilha média, bata os ovos com a estévia e o vinagre.
3. Coloque os ovos dentro da vasilha de mistura de farinha e bata até formar uma massa.
4. Coloque a massa dentro de uma fôrma para pão pequena untada e enfarinhada com a farinha de amêndoas.
5. Asse em forno preaquecido a 150 °C na grelha inferior do forno por 45-55 minutos ou até que ao enfiar um garfo este saia limpo.
6. Deixe esfriar completamente antes de cortar.

Rendimento: 12 pedaços.

Pão de Acaçá

Receita retirada do livro *The Gluten-free Gourmet*, de Bette Hagman, testada por Sonia Faneco e seu filho Gabriel, Jundiaí (SP).

▪ Ingredientes

1 xícara (chá) de farinha de acaçá ou farinha de milho branca bem fininha ou fubá, também fica ótimo. (Sônia fez com farinha de milho branca bem fininha)
1 xícara (chá) de amido de milho ou farinha de araruta (A farinha de araruta deixa o pão fresco por mais tempo)
⅔ de xícara (chá) de fécula de batata
⅓ de xícara (chá) de polvilho
2½ colheres (chá) de CMC
1 colher (chá) de sal
1 colher (chá) de gelatina incolor sem sabor ou ágar-ágar
½ xícara (chá) de leite de soja em pó Isomil (neste leite a proteína já é quebrada). Se for alérgico à soja, pode usar farinha de amêndoas sem casca e bem fina.
1 ovo + 2 claras
1 colher (chá) de vinagre
½ xícara (chá) de óleo vegetal de sua preferência
¼ xícara (chá) de mel ou glicose de mandioca da Yoki
1½ xícara (chá) de água quente
2¼ colheres (chá) de fermento instantâneo

▪ Modo de Fazer

1. Numa vasilha média misture as farinhas, o CMC, o sal, a gelatina e o leite em pó.
2. Em outra vasilha coloque 2 colheres do mel, a água quente, em uma temperatura que você suporte o toque, e o fermento. Deixe fermentar. Lembre-se das dicas para pães, nunca coloque toda a água, talvez não precise. Se precisar, adicione o restante no final.

3. Na vasilha de uma batedeira do tipo Arno Planetária, coloque o ovo, o vinagre, o óleo, 1 colher do mel, usando a pá de bater bolo, bata levemente em velocidade baixa. Adicione a água fermentada. Adicione a mistura seca gradativamente, desligando e religando a batedeira na velocidade mínima para não espalhar farinha por toda a cozinha. Bata na velocidade máxima por 3 minutos e meio.
4. Coloque a massa em duas fôrmas de pão pequenas já untadas e enfarinhadas, enchendo 2/3 delas. Deixe a massa crescer até um pouco abaixo do topo da fôrma, isso acontece em cerca de 35 a 60 minutos, depende do fermento utilizado.
5. Leve ao forno preaquecido a 200 °C . Asse por aproximadamente 45 minutos se a fôrma for de pão grande. Cubra com papel alumínio depois de 15 minutos para não queimar o topo.
6. Para verificar se está pronto, aperte-o gentilmente com a ponta do dedo. Você verificará que estará seco, mas não esturricado. Retire-o do forno e deixe-o esfriar completamente antes de cortar.

Pão da Júlia

Receita enviada, testada e aprovada por Márcia Madalozzo e sua filha Júlia, Montenegro (RS).

- **Ingredientes**

1 xícara (chá) de leite vegetal, de morno a quente (tolerável ao toque)
½ xícara (chá) de óleo
2 ovos
½ envelope de fermento biológico seco

Bata isso no liquidificador e reserve. Em uma tigela acrescente:
½ xícara (chá) de polvilho doce
½ xícara (chá) de fécula de batata
200 g de farinha ou creme de arroz
1 colher (sopa) de açúcar

1 pitada generosa de sal (a gosto)
1 colher (chá) de CMC ou liga neutra

Nota: com a liga neutra, o pão fica mais esfarelado. Você obtém um pão com uma liga melhor usando o CMC. Com o CMC, você deve aumentar em ¼ a quantidade de água a ser utilizar.

- **Modo de Fazer**

1. Misture os ingredientes secos e acrescente a mistura do liquidificador mexendo bem até ficar uma massa bem lisa, mas não muito dura. Se ficar firme, coloque mais água.
2. Coloque a massa em uma fôrma para pão grande, untada e enfarinhada.
3. Cubra a fôrma com um pano limpo e deixe a massa crescer em temperatura ambiente. Pode ser dentro do micro-ondas desligado, claro.
4. Quando a massa dobrar de volume, asse em forno médio preaquecido por mais ou menos 45 minutos (vai depender do seu forno). Fica dourado em cima.

Pão de Polvilho

Receita testada e aprovada por Sonia Faneco e seu filho Gabriel, Jundiaí (SP). Branquinho, leve e fofo. Muito parecido com os pães feitos com trigo. Receita retirada do livro *The Gluten-free Gourmet*, de Bette Hagman.

- **Ingredientes**

2 xícaras (chá) de farinha ou creme de arroz
1½ xícara (chá) de polvilho
¼ de xícara (chá) de açúcar
2½ colheres (chá) de CMC
½ xícara (chá) de leite de soja em pó Isomil (com a proteína parcialmente quebrada)
¾ de colher (chá) de sal

1 colher (sopa) de fermento biológico seco
½ xícara (há) de água morna
2 colheres (chá) de açúcar
¼ de xícara (chá) de óleo
1¼ de xícara (chá) de água quente
1 colher (chá) de vinagre
1 ovo + 2 claras

- **Modo de Fazer**

1. Unte e enfarinhe uma fôrma grande para pão ou duas pequenas.
2. Misture as farinhas, o açúcar, o CMC, o leite em pó e o sal na vasilha grande da batedeira.
3. Em uma vasilha menor, coloque a água morna, as duas colheres de chá de açúcar e pulverize o fermento deixando-o dissolver e levedar.
4. Misture o óleo à água quente.
5. Coloque esta mistura de água e óleo mais o vinagre sobre a mistura seca batendo em velocidade baixa. Adicione o ovo e as claras, bata por mais alguns segundos.
6. Adicione a água com fermento e bata na velocidade máxima por três minutos e meio.
7. Coloque a massa na fôrma preparada. Deixe a massa crescer até dobrar de volume. Isso pode levar de 40 minutos à uma hora e quinze minutos, depende do fermento e da temperatura ambiente.
8. Asse em forno preaquecido a 180°C por 40-50 minutos. Cubra o pão com papel alumínio após 10 minutos dentro do forno.

Challah

Excelente receita para os intolerantes à soja e que não podem usar os substitutos do leite em pó existentes no mercado. É um pão muito cheiroso, fofinho e delicioso até para comer puro. É uma das receitas de pão que mais faço em casa, do livro *The Gluten-free Gourmet* de Bette Hagman.

Receita testada e aprovada por Claudia Marcelino e família, Rio de Janeiro (RJ).

- **Ingredientes**

1 colher (sopa) de sementes de gergelim torradas
2 xícaras (chá) de farinha ou creme de arroz
1¾ de xícara (chá) de polvilho
2 colheres (sopa) de açúcar
3 colheres (chá) de CMC
2 colheres (chá) de gelatina em pó
1 colher (chá) de sal
1 colher (sopa) de fermento biológico seco
½ xícara (chá) de água morna
2 colheres (chá) de açúcar
1 xícara (chá) + 2 colheres (sopa) de água quente
¼ de xícara (chá) de óleo vegetal
1 colher (chá) de vinagre
3 ovos + 2 gemas

- **Modo de Fazer**

1. Unte e enfarinhe uma fôrma grande para pão ou duas pequenas.
2. Misture as farinhas, o açúcar, o CMC, a gelatina e o sal na vasilha grande da batedeira.
3. Em uma vasilha menor, coloque a água morna, as duas colheres de chá de açúcar e pulverize o fermento deixando-o dissolver e levedar.
4. Misture o óleo à água quente.
5. Coloque esta mistura de água e óleo mais o vinagre sobre a mistura seca batendo em velocidade baixa até misturar. Adicione os ovos e as gemas, bata por mais alguns segundos. A massa terá grumos, não tem problema. Esta mistura deve estar levemente morna.
6. Adicione a água com fermento e bata na velocidade máxima por três minutos e meio.
7. Coloque a massa na fôrma preparada. Espalhe o gergelim por cima. Deixe a massa crescer até dobrar de volume. Isso pode levar de 40

minutos à uma hora e dez minutos, depende do fermento e da temperatura ambiente.
8. Asse em forno preaquecido a 180°C por 40-50 minutos. Cubra-o com papel alumínio após 10 minutos de forno.
9. Este pão congela muito bem. Fatie-o antes de congelá-lo.

Pão Preto

Receita retirada do livro *The Gluten-free Gourmet*, de Bette Hagman.

- **Ingredientes**

2 xícaras (chá) da mistura de farinha sem glúten de arroz integral
1½ colheres (chá) de CMC
½ colher (chá) de sal
1 colher (chá) de gelatina em pó incolor
2 colheres (sopa) de açúcar mascavo
2 colheres (chá) de leite de soja em pó Isomil (opcional)
2 colheres (chá) de cacau em pó
2¼ colheres (chá) de fermento biológico seco
1 ovo + 1 clara
2 colheres (sopa) de óleo vegetal
1 colher (chá) de vinagre
2 colheres (sopa) de melado
1 xícara (chá) de água morna (tolerável ao toque)

- **Modo de Fazer**

1. Unte e enfarinhe uma fôrma para pão pequena.
2. Em uma vasilha média, misture a farinha, o CMC, o sal, a gelatina, o açúcar mascavo, o leite em pó (se for usá-lo), o cacau em pó e o fermento. Reserve.
3. Na vasilha grande da batedeira, bata o ovo e a clara levemente, junte o óleo, o melado e quase toda a água, guarde um pouco para o final, embora talvez não seja necessário.

4. Com a batedeira em velocidade baixa, vá adicionando a mistura seca à mistura dos ovos aos poucos. Certifique-se de que a massa está com à consistência correta, igual à massa de bolo. Adicione mais água se for necessário. Aumente para velocidade máxima e bata por três minutos e meio.
5. Coloque a massa na fôrma preparada. Deixe a massa crescer até dobrar de volume ou até chegar a borda da fôrma. Isso pode levar de 40 minutos à uma hora e dez minutos, depende do fermento e da temperatura ambiente.
6. Asse em forno preaquecido a 200°C por 50-60 minutos. Cubra o pão com papel alumínio após 10 minutos de forno.

Pão sem Fermento

Fica ótimo com geleias ou qualquer pasta. Também fica ótimo torrado ou servido como rabanada. Como algumas crianças têm intolerância ao fermento biológico ou tem de evitá-lo, esta é uma boa opção para pães. Receita retirada do livro *The Gluten-free Gourmet*, de Bette Hagman.

▪ Ingredientes

6 ovos em temperatura ambiente
2½ colheres (sopa) de açúcar
¾ de xícara (chá) de fécula de batata
½ xícara (chá) de farinha de arroz
1 colher (chá) de sal
2 colheres (chá) de fermento em pó

▪ Modo de Fazer

1. Separe os ovos. Em uma vasilha grande de batedeira, bata as claras até formar picos. Depois adicione o açúcar, uma colher de cada vez.

2. Em outra vasilha, bata as gemas por aproximadamente 5 minutos até ficarem claras e cremosas.
3. Misture em outra vasilha as farinhas, o sal e o fermento em pó.
4. Coloque 1/3 dessa mistura de farinha sobre as claras. Misture delicadamente com um batedor de ovos. Proceda a operação por mais duas vezes.
5. Junte cuidadosamente as gemas batidas a essa massa e misture até ficar bem homogêneo.
6. Coloque a massa em uma fôrma para pão pequena com tampa, untada e enfarinhada.
7. Asse em forno preaquecido a 180°C por 45-50 minutos. Deixe esfriar por uma hora antes de retirá-lo da fôrma. Deixe-o descansar por três horas antes de cortá-lo.

Pão Integral

Com uma mistura de farinhas inusitada, este pão fica muito saboroso e bastante parecido com as versões com trigo, com excelente textura apenas um pouco mais seco. É uma ótima opção para os alérgicos a arroz, pois é uma das raras receitas que não leva essa farinha. Adaptado de uma receita do livro *Cooks Fast and Healthy*, de Bette Hagman.

- **Ingredientes**

1 xícara (chá) de farinha de grão-de-bico ou farinha de acarajé (farinha de feijão fradinho)
1½ xícara (chá) de amido de milho (pode substituir por araruta)
2 xícaras (chá) de polvilho
½ xícara (chá) de fubá
3 colheres (sopa) de açúcar mascavo
2½ colheres (chá) de CMC
1 colher (chá) de sal
1 colher (chá) de gelatina em pó incolor

3 ovos
1 colher (chá) de vinagre
3 colheres (sopa) de óleo vegetal
2 colheres (sopa) de mel
1¾ xícara (chá) de água morna
2½ colheres (chá) de fermento biológico seco

- **Modo de Fazer**

1. Unte e enfarinhe duas fôrmas pequenas para pão.
2. Na vasilha da batedeira, misture todos os ingredientes secos, exceto o fermento e meia colher de sopa de açúcar.
3. Misture o fermento à meia xícara de água morna com o açúcar restante e deixe levedar.
4. Coloque o restante da água, junto com o óleo, sobre a mistura de farinha e bata com a batedeira em velocidade baixa.
5. Junte os ovos, o restante dos ingredientes líquidos e misture mais um pouco em velocidade baixa.
6. Junte a água com fermento, aumente a velocidade da batedeira para o máximo e bata por três minutos e meio.
7. Distribua a massa nas duas fôrmas preparadas e deixe descansar por 40 minutos em temperatura ambiente, ou até que a massa atinja 1 cm da borda da fôrma.
8. Leve para assar em forno preaquecido a 180 °C por cerca de 45 minutos. Depois de 10 minutos, cubra as fôrmas com papel alumínio.

Broa de Milho e Laranja sem Fermento

A casca de laranja dá um sabor especial a esta broa, mas também pode ser substituída por erva-doce como estamos acostumados nas broas de milho. Experimente comê-la quentinha, ao sair do forno. Hum... e detalhe, nem precisa de batedeira. Receita retirada do livro *The Gluten-free Gourmet*, de Bette Hagman.

- **Ingredientes**

2 xícaras (chá) de fubá
2 colheres (sopa) de açúcar
4 colheres (chá) de fermento em pó
½ colher (chá) de sal
1 xícara (chá) de leite vegetal
3 ovos batidos
⅓ de xícara (chá) de óleo
2 colheres (café) de casca de laranja ralada ou erva-doce

- **Modo de Fazer**

1. Preaqueça o forno a 200 °C, unte e enfarinhe com fubá uma fôrma quadrada de 20 x 20 cm.
2. Em uma vasilha, misture o fubá, o açúcar, o fermento em pó e o sal.
3. Junte o leite vegetal, os ovos, o óleo e a casca de laranja. Misture até que a massa esteja homogênea, não bata demais.
4. Coloque a massa na fôrma preparada e asse por 20 a 25 minutos. Retire do forno e sirva!

Pãezinhos

Se você não tem muita intimidade com a cozinha, achou os pães trabalhosos ou não tem uma batedeira potente para que seus pães tenham o resultado esperado, estas receitas são para você. São receitas de *muffins*, mas diferentes dos que conhecemos que parecem mais minibolos. Esses são mais parecidos com pãezinhos.

Pãezinhos Rápidos e Fáceis

Receita retirada do livro *The Gluten-free Gourmet*, de Bette Hagman.

- **Ingredientes**

  ¼ de xícara (chá) de açúcar
  2 colheres (sopa) de creme vegetal gelado
  2 ovos
  1 xícara (chá) da mistura de farinha sem glúten
  ¼ de colher (chá) de sal
  ¼ de colher (chá) de CMC
  2 colheres (chá) de fermento em pó
  ½ xícara (chá) de leite vegetal
  ¼ de colher (chá) de baunilha

- **Modo de Fazer**

  1. Preaqueça o forno a 180 °C e unte 8 forminhas de *muffins* ou de empada de tamanho grande.
  2. Em uma vasilha média, bata o açúcar e o creme vegetal até formar um creme. Adicione os ovos e bata.
  3. Em outra vasilha, peneire junto: a farinha, o sal, o CMC e o fermento.
  4. Adicione esta mistura seca ao creme de ovos, alternando com o leite. Não bata demais, somente até que a mistura esteja homogênea. Misture a baunilha.
  5. Coloque nas forminhas preparadas. Asse por 20 minutos.

Pãezinhos de Trigo Sarraceno

A farinha de trigo sarraceno, bem fininha, é vendida em algumas lojas cerealistas como a Casa Pedro, do Rio de Janeiro. Esta receita lembra um pãozinho integral, e é rica em fibras. Receita retirada do livro *The Gluten-free Gourmet*, de Bette Hagman.

- **Ingredientes**

⅓ de xícara (chá) de açúcar mascavo
2 colheres (sopa) de *ghee* gelada
2 ovos
⅔ de xícara (chá) de farinha de arroz integral
1 colher (sopa) de polvilho
2 colheres (sopa) de fécula de batata
2 colheres (chá) de fermento em pó
¼ de colher (chá) de CMC
¾ de xícara (chá) de leite vegetal
½ xícara (chá) de farinha de trigo sarraceno
1 colher (chá) de raspas de casca de laranja

- **Modo de Fazer**

1. Preaqueça o forno a 180 °C e unte 8 forminhas de *muffin* ou de empada de tamanho grande.
2. Em uma vasilha média, bata o açúcar e a *ghee* até formar um creme. Adicione os ovos um de cada vez e bata.
3. Em outra vasilha, peneire junto: as farinhas, menos a de trigo sarraceno, o CMC e o fermento.
4. Adicione essa mistura seca ao creme de ovos, alternando com o leite. Adicione a farinha de sarraceno. Não bata demais, mexa somente até que a mistura esteja homogênea. Misture a raspa de casca de laranja.
5. Coloque nas forminhas preparadas. Asse por 20 a 25 minutos.

Broinhas de Milho Branco sem Açúcar

Macias, saborosas e, ainda por cima, sem açúcar! Receita retirada do livro *The Gluten-free Gourmet*, de Bette Hagman. Testada e aprovada por Sônia Faneco, Jundiaí (SP).

- **Ingredientes**

2 xícaras (chá) de farinha de acaçá ou farinha de milho branca bem fininhas
1½ colheres (chá) de sal
2 xícaras (chá) de água quente
2 ovos
2 colheres (sopa) de *ghee* derretida ou óleo vegetal
1 xícara (chá) de leite vegetal gelado
4 colheres (chá) de fermento químico em pó

- **Modo de Fazer**

1. Preaqueça o forno a 220°C e unte 16 forminhas de *muffins* ou de empada de tamanho grande.
2. Em uma vasilha grande, misture a farinha e o sal. Gradualmente adicione a água quente e bata com uma colher de pau até ficar macio.
3. Adicione os ovos batendo com a batedeira a cada adição. Junte o óleo e o leite. Por último, junte o fermento em pó e misture para incorporar.
4. Coloque nas forminhas preparadas. Asse por 25 a 30 minutos.

Broinhas de Milho

São sequinhas e fofas. Receita retirada do livro *The Gluten-free Gourmet*, de Bette Hagman; testada e aprovada por Haydée Jacques e seu filho Pedro, Campinas (SP).

- **Ingredientes**

1 xícara (chá) de farinha de milho amarela (Não é fubá. Haydée usou milharina)
1 xícara (chá) de fubá
¼ de xícara (chá) de açúcar

2 colheres (sopa) de fermento em pó
1 colher (chá) de bicarbonato de sódio
1 colher (chá) de sal
2 ovos batidos
1 xícara (chá) de leite vegetal
2 colheres (sopa) de *ghee* derretida

- **Modo de Fazer**

1. Preaqueça o forno a 200°C, unte e enfarinhe com fubá 12 forminhas de *muffins* ou de empadas grandes.
2. Peneire junto em uma vasilha os ingredientes secos.
3. Junte os ovos batidos, o leite e a *ghee* derretida.
4. Coloque nas fôrmas preparadas e asse por 20 a 25 minutos. Retire do forno e sirva!

Pãezinhos de Farelo de Arroz

Um pãozinho integral saboroso e nutritivo mais parecido com um bolinho do que propriamente um pãozinho. Receita retirada do livro *The Gluten-free Gourmet*, de Bette Hagman. Receita testada e aprovada por Haydée Freire Jacques e seu filho Pedro, Campinas (SP).

- **Ingredientes**

¼ de xícara (chá) de açúcar mascavo
2 colheres (sopa) de *ghee* gelada
2 ovos
⅔ de xícara (chá) de farinha de arroz integral
1 colher (sopa) de polvilho
2 colheres (sopa) de fécula de batata
2 colheres (chá) de fermento em pó
½ colher (chá) de CMC
½ colher (chá) de sal

¾ de xícara (chá) de leite vegetal
½ xícara (chá) de farelo de arroz
¼ de xícara (chá) de passas escuras sem sementes (opcional)

- **Modo de Fazer**

1. Preaqueça o forno a 180 °C e unte 8 forminhas de *muffins* ou de empadas grandes.
2. Bata a *ghee* gelada com o açúcar para formar um creme. Adicione os ovos, batendo a cada adição.
3. Peneire junto as farinhas, o fermento, o CMC e o sal. Adicione alternadamente a mistura de farinhas e o leite vegetal. Bata.
4. Junte o farelo de arroz por último e as passas se for usá-las. Misture bem.
5. Asse por 20 a 25 minutos.

Falso Pão de Queijo com Batata

Receita enviada, testada e adaptada por Sônia Faneco e Gabriel, Jundiaí (SP).

- **Ingredientes**

1 ovo
1 xícara (chá) de polvilho doce (faltando 2 dedos para completar)
1 xícara (chá) de polvilho azedo
1 colher (chá) de sal
2 batatas médias (mais ou menos 300 g) cozidas e esfriadas dentro da água do cozimento
1 colher (sopa) de maionese
30 ml de óleo (medir com copinho de tomar remédio)

- **Modo de Fazer**

1. Cozinhe a batata sem casca no vapor, amasse com garfo.
2. Junte os polvilhos, o sal, o ovo, o óleo e a maionese. Amasse bem com a mão.
3. Acrescente a água quente (não fervendo) e misture com a colher.
4. Faça bolinhas com a colher mesmo, não precisa nem untar a assadeira.
5. Se a massa ficar mais molhada, o pão fica mais macio. Se a massa ficar mais sequinha, a ponto de modelar bolinhas com a mão, o pão fica mais crocante. (Assim que o Gabriel da Sônia gosta).
6. Leve ao forno médio preaquecido até ficarem dourados.

Pão de Quê

Receita enviada, testada e aprovada por Karla Sarkis e Luiza Coelho, Uberaba (MG).

- **Ingredientes**

1 xícara (chá) de maionese caseira com orégano
1 xícara (chá) de polvilho doce
1 ovo
1 pitada de sal

- **Modo de Fazer**

1. Misture todos os ingredientes em uma vasilha com as mãos.
2. Faça bolinhas utilizando uma colher de chá como medida.
3. Coloque em uma assadeira, não precisa untar, e leve ao forno baixo preaquecido até ficarem dourados.

Pão de Quinua

Pão tipo "pão de queijo", mas que não leva nem leite nem queijo e sim quinua. Receita testada e aprovada por Vera Barbato e sua filha Clara, Manaus (AM).

- **Ingredientes**

1 xícara (chá) de polvilho doce
1 xícara (chá) de polvilho azedo
1 colher (chá) de sal
2 colheres (sopa) de farinha de quinua
1 xícara (chá) de água
½ xícara (chá) de óleo de canola
2 ovos

- **Modo de Fazer**

1. Bata no liquidificador a água com o óleo e os ovos.
2. Acrescente os ingredientes secos.
3. Unte as forminhas apenas com óleo de canola, coloque a massa em cada uma e leve ao forno preaquecido.

Rendimento: cerca de 30 pãezinhos.

Bisnaguinhas

Receita adaptada, testada e aprovada por Claudia Marcelino e família, Rio de Janeiro (RJ).

- **Ingredientes**

2½ xícaras (chá) de amido de milho
⅓ de xícara (chá) de fécula de batata

2 colheres (sopa) de farinha de arroz moti
1 clara de ovo
4½ colheres (chá) de fermento biológico instantâneo
¼ de xícara (chá) de açúcar
1½ colher (chá) de CMC
2 xícaras (chá) de água quente
2½ colheres (sopa) de óleo
1½ colher (chá) de sal

- **Modo de fazer**

1. Na vasilha média da batedeira, misture todos os ingredientes secos.
2. Adicione a água quente e a clara toda de uma vez só. Misture em velocidade baixa e imediatamente aumente para velocidade máxima e bata por 4 minutos. Cubra a massa com um pano de prato e deixe descansar por 15 minutos. A massa fica bem fina.
3. Enquanto isso unte e enfarinhe 24 forminhas de brevidade.
4. Adicione o óleo e o sal à massa, batendo com a batedeira em velocidade baixa para misturar bem. Distribua a massa nas forminhas preenchendo ⅓ de cada uma. Deixe a massa crescer em local abafado por 20 minutos ou até chegar ao topo das fôrmas. Enquanto isso preaqueça o forno a 230°C.
5. Asse as bisnaguinhas por 20 minutos. Retire-as do forno, cubra-as com um pano de prato e deixe esfriar por 10 minutos, só então as desenforme sobre uma grade e deixe-as esfriar completamente. As bisnaguinhas que não forem consumidas no mesmo dia devem ser congeladas. Para descongelá-las, use o micro-ondas.

Cookies

Cookies de Castanha

Receita retirada do livro *The Kid Friendly ADHD & Autism Cookbook*, testada e aprovada por Claudia Marcelino e seu filho Mauricio (RJ). Fiz apenas metade da receita, pois era muito grande.

- **Ingredientes**

  220 g de castanhas cruas
  ½ xícara (chá) de óleo de girassol + 2 colheres (sopa) para fazer a manteiga de castanha
  ⅓ de xícara (chá) de açúcar mascavo
  ½ xícara (chá) de açúcar cristal
  2 ovos
  ¼ de xícara (chá) de água
  1 colher (chá) de bicarbonato de sódio
  1 colher (chá) de CMC
  ½ colher (chá) de sal
  1 xícara (chá) de farinha de arroz integral
  ¾ de xícara (chá) de farinha de quinua
  ¾ de xícara (chá) de farinha de polvilho

- **Modo de Fazer**

1. Triture a castanha no processador e adicione óleo suficiente para fazer uma pasta.
2. Adicione o óleo restante e os outros ingredientes. Bata até formar uma massa.
3. Resfrie a massa por 1 hora.
4. Coloque a massa sobre uma mesa entre duas folhas de papel impermeável, abra com um rolo e corte os biscoitos com cortadores próprios para isso.
5. Arrume-os em assadeira untada e coberta com papel manteiga deixando espaço entre eles para crescerem.
6. Asse os biscoitos por 20 minutos a 190 °C em forno preaquecido.
7. Vire a assadeira de trás para frente após 10 minutos para os biscoitos receberem calor uniformemente.

Cookies de Quinua

Receita retirada do livro *The Kid Friendly ADHD & Autism Cookbook*, testada e aprovada por Claudia Marcelino e seu filho Mauricio (RJ).

- **Ingredientes**

½ xícara (chá) + 2 colheres (sopa) de óleo
½ xícara (chá) de açúcar mascavo
1 ovo
½ colher (chá) de CMC ou goma ágar
½ colher (chá) de fermento
¾ de colher (chá) de sal
1¼ de xícara (chá) de flocos de quinua
½ xícara (chá) de farinha de arroz integral
¼ de xícara (chá) de polvilho
¼ de xícara (chá) de fécula de batata
¾ de xícara (chá) de nozes picadas (opcional)

- **Modo de Fazer**

1. Bata numa batedeira os quatro primeiros ingredientes.
2. Adicione os outros e misture bem. Coloque a massa em assadeira untada e forrada com papel manteiga, fazendo bolinhas com uma colher de chá, achate-as levemente com uma espátula.
3. Asse por 20 minutos a 190°C em forno preaquecido.
4. Vire a assadeira de trás para frente após 10 minutos para os biscoitos receberem calor uniformemente.

Cookies de Chocolate

Estes *cookies* são os preferidos da minha filha Ana Luiza. Seus amigos adoram quando ela os leva para a escola. Receita retirada do livro *Gluten-free Baking*, de Elisabeth Barbone. Adaptei as quantidades de açúcar para ficar ao nosso gosto.

- **Ingredientes**

1½ (chá) de farinha ou creme de arroz
¾ xícara (chá) de farinha de arroz moti (pode substituir por araruta)
¼ de xícara (chá) de amido de milho
1 colher (chá) de bicarbonato de sódio
½ colher (chá) de sal
¾ de xícara (chá) de *ghee* (manteiga clarificada) gelada
¼ de xícara (chá) de açúcar mascavo escuro
¾ de xícara (chá) de açúcar cristal
2 ovos grandes
1 colher (chá) de extrato de baunilha
250 g de gotas de chocolate Dessert da Garoto ou gotas sem glúten e sem leite

- **Modo de Fazer**

1. Em uma vasilha, junte todos os ingredientes secos.
2. Preaqueça o forno a 180°C e unte duas assadeiras grandes cobrindo-as com papel manteiga.
3. Na vasilha grande da batedeira, bata em velocidade média a manteiga e os açúcares somente até formar uma pasta. Não bata demais.
4. Junte os ovos, um de cada vez, batendo a cada adição. Junte a baunilha.
5. Adicione a mistura dos ingredientes secos e mexa com uma colher de pau ou espátula de silicone.
6. Adicione as gotas de chocolate e mexa novamente.
7. Com uma colher de sobremesa, forme biscoitos sobre a assadeira, achatando-os levemente. Cuidado, não os achate demais, pois esparramam um pouco ao assarem.
8. Asse-os por 15 a 20 minutos virando a assadeira de trás para frente após 10 minutos para os biscoitos receberem calor uniformemente.
9. Retire-os do forno e deixe-os esfriar por 3 minutos antes de retirá-los da assadeira.

Rendimento: 72 biscoitos.

Falso *Cookie* de Aveia

Esses são os meus preferidos! Mauricio também os prefere aos ***cookies*** de chocolate. Receita retirada do livro *Gluten-free Baking*, de Elisabeth Barbone. Adaptei as quantidades de açúcar para ficar ao nosso gosto.

Receita testada e aprovada por Claudia Marcelino e família, Rio de Janeiro (RJ).

- **Ingredientes**

½ xícara (chá) de farinha de arroz integral
1 xícara (chá) de farinha ou creme de arroz

¼ de xícara (chá) de amido de milho
1 colher (chá) de canela em pó
1 colher (chá) de bicarbonato de sódio
1 colher (chá) de CMC
½ colher (chá) de sal
1 xícara (chá) de *ghee* (manteiga clarificada) gelada
½ xícara (chá) de açúcar mascavo escuro
¾ de xícara (chá) de açúcar cristal
2 ovos grandes
2 colheres (chá) de extrato de baunilha
2 xícaras (chá) de flocos de quinua
1 xícara (chá) de amêndoas laminadas

▪ Modo de Fazer

1. Em uma vasilha junte todos os ingredientes secos.
2. Preaqueça o forno a 180°C e unte duas assadeiras grandes cobrindo-as com papel manteiga.
3. Na vasilha grande da batedeira, bata em velocidade média a manteiga e os açúcares somente até formar uma pasta. Não bata demais.
4. Junte os ovos, um de cada vez, batendo a cada adição. Junte a baunilha.
5. Adicione a mistura dos ingredientes secos e mexa com uma colher de pau ou espátula de silicone.
6. Junte os flocos de quinua e as amêndoas laminadas misturando bem.
7. Com uma colher de sobremesa, forme biscoitos sobre a assadeira, achatando-os levemente. Cuidado, não os achate muito pois esparramam um pouco ao assarem.
8. Asse-os por 20 minutos virando a assadeira de trás para frente após 10 minutos para os biscoitos receberem calor uniformemente.
9. Retire-os do forno e deixe-os esfriar por três minutos antes de retirá-los da assadeira.

Rendimento: cerca de 72 biscoitos.

Casadinhos de Goiabada

São sequinhos e amanteigados. Minha filha prefere sem recheio. Meu filho adora quando são recheados com goiabada. Faça-os e deixe sua família decidir como os prefere.

Receita testada e aprovada por Claudia Marcelino e família, Rio de Janeiro (RJ).

▪ Ingredientes

2½ xícaras (chá) de farinha ou creme de arroz
½ xícara (chá) de amido de milho
¼ de xícara (chá) de farinha de arroz moti ou farinha de araruta
⅔ de xícara (chá) de açúcar cristal
1 colher (chá) de bicarbonato de sódio
1 xícara (chá) de *ghee* (manteiga clarificada) gelada
1 ovo grande
3 a 4 colheres (sopa) de leite vegetal
1 colher (chá) de extrato de baunilha

▪ Modo de Fazer

1. Em uma vasilha, junte todos os ingredientes secos.
2. Preaqueça o forno a 180°C e unte duas assadeiras grandes cobrindo-as com papel manteiga.
3. Na vasilha grande da batedeira, bata em velocidade média a manteiga e o açúcar somente até formar uma pasta. Não bata demais.
4. Junte o ovo e bata um pouco. Acrescente a baunilha.
5. Adicione a mistura dos ingredientes secos e mexa com uma colher de pau ou espátula de silicone.
6. Junte o leite e amasse com as mãos até formar uma massa homogênea e moldável que não grude nas mãos.
7. Divida a massa em 4 partes, envolva-as com filme plástico e leve à geladeira para gelar por 4 horas ou de um dia para o outro.

8. Retire as porções de massa da geladeira e deixe-as em temperatura ambiente por 5 minutos antes de trabalhar. Amasse cada porção com as mãos. Enfarinhe uma superfície com farinha de arroz e abra a massa com cerca de meio centímetro de altura. Corte com o cortador de sua preferência. Recheie com goiabada cremosa comprada pronta.
9. Transfira os biscoitos para as assadeiras preparadas e asse em forno preaquecido por 12 minutos ou até os biscoitos ficarem levemente dourados, virando-os na metade do tempo para receberem calor por igual.
10. Retire-os do forno e deixe-os esfriar por três minutos antes de retirá-los da assadeira.

Rendimento: cerca de 45 biscoitos recheados.

Biscoitos de Chocolate Recheados

Receita testada e aprovada por Claudia Marcelino e família, Rio de Janeiro, (RJ).

Esse biscoito é uma tentativa de substituir as versões cheias de glúten do mercado. Na verdade ele é mais crocante e bem melhor! Receita retirada do livro *Baking Gluten-free Classics*, de Annalise Roberts.

- **Ingredientes**

¾ de xícara (chá) de *ghee* gelada
1 xícara (chá) de açúcar granulado fino
1 ovo grande
1 colher (chá) de extrato de baunilha
1¾ de xícara (chá) da mistura de farinha de arroz branco
¼ de xícara (chá) de farinha de arroz moti ou fécula de araruta
¼ de xícara (chá) de cacau em pó
1 colher (chá) de fermento em pó

1 colher (chá) de bicarbonato de sódio
1 colher (chá) de CMC
1 pitada de sal

- **Modo de Fazer**

1. Bata na batedeira a *ghee* com o açúcar em velocidade média até ficar um creme claro e fofo. Adicione a baunilha e o ovo, bata até formar um creme.
2. Junte o restante dos ingredientes e misture até formar uma massa macia e uniforme.
3. Divida a massa em duas partes.
4. Cubra uma assadeira com saco plástico descartável aberto. Eu compro rolos desses sacos para utilizar na cozinha. Coloque metade da massa, cubra-a com a outra metade do plástico e abra-a com um rolo numa espessura de meio centímetro. Faça o mesmo com a outra metade de massa.
5. Leve à geladeira para gelar bem por cerca de duas horas.
6. Preaqueça o forno a 180 °C, posicione a grade no centro do forno. Unte levemente uma assadeira e cubra-a com papel manteiga.
7. Usando um cortador de biscoitos com 3,5 cm de diâmetro, corte os biscoitos e transfira-os para a assadeira untada, deixando espaço entre eles.
8. Asse por 12 a 15 minutos, cuidado para não assar demais. Deixe-os esfriar um pouco e retire-os cuidadosamente com uma espátula, transferindo-os para uma grade para esfriarem por completo.
9. Com a massa que sobrou, faça novos biscoitos como descrito anteriormente.
10. Recheie-os e guarde-os em potes hermeticamente fechados.

Recheio de chocolate

- **Ingredientes**

100g de chocolate em barra sem glúten e sem leite

¼ de xícara (chá) de creme de leite vegetal
½ xícara (chá) de açúcar de confeiteiro

- **Modo de Fazer**

Derreta tudo junto no micro-ondas por 40 segundos, deixe esfriar e empregue.

Nota: você também pode rechear com o creme de amendoim falso ou com a imitação de Nutella.

Rosquinhas Integrais

Receita desenvolvida, testada e aprovada por Claudia Marcelino e seu filho Mauricio, (RJ).

- **Ingredientes**

1¼ de xícara (chá) de farinha de amêndoas ou de caju
¼ de xícara (chá) de farinha de semente de abóbora tostada, moída e peneirada
¼ de xícara (chá) de farelo de arroz orgânico
½ xícara (chá) de flocos de quinua
1 ovo
½ colher (chá) de bicarbonato de sódio
¼ de xícara (chá) de glicose

- **Modo de Fazer**

1. Bata todos os ingredientes no processador, exceto os flocos de quinua, ou misture-os em uma vasilha com as mãos.
2. Adicione os flocos de quinua e misture bem.
3. Unte as mãos com margarina vegetal. Retire bolinhas da massa utilizando uma colher de chá como medida.

4. Faça rolinhos com as mãos e una as pontas formando uma rosquinha.
5. Coloque-as em assadeira untada e coberta com papel manteiga, deixando espaço entre elas para que cresçam.
6. Leve a assadeira ao forno baixo preaquecido.
7. Asse por 20 minutos. Após 10 minutos, vire o tabuleiro de trás para frente para as rosquinhas assarem por igual. Espere esfriar completamente antes de retirá-las da assadeira.

Biscoitos Amanteigados

Minha filha adora este biscoitinho puro ou com a metade coberta com chocolate. Costumo fazê-los em formato de flor ou estrelinha. Receita retirada do livro *Baking Gluten-free Classics*, de Annalise Roberts.

Receita testada e aprovada por Claudia Marcelino e família, Rio de Janeiro (RJ).

- **Ingredientes**

½ xícara (chá) de *ghee* (manteiga clarificada) gelada
⅓ de xícara (chá) de açúcar granulado
1 ovo grande
1½ colheres (chá) de extrato de baunilha
1½ xícara (chá) da mistura de farinha integral
¼ de colher (chá) de fermento em pó
¼ de colher (chá) de CMC
1 pitada de sal

- **Modo de Fazer**

1. Unte duas assadeiras com creme vegetal e forre-as com papel manteiga.

2. Bata na batedeira a *ghee* com o açúcar em velocidade média até ficar um creme claro e fofo. Adicione a baunilha e o ovo, bata até formar um creme.
3. Junte o restante dos ingredientes e misture até formar uma massa macia e uniforme.
4. Divida a massa em duas partes, embrulhe em filme plástico e leve a geladeira por 30 minutos.
5. Abra cada metade de massa entre duas folhas de papel manteiga. Coloque em uma assadeira e leve novamente à geladeira até ficar bem firme.
6. Corte os biscoitos com o cortador desejado, transfira-os para as assadeiras preparadas e leve novamente à geladeira.
7. Enquanto isso, posicione a grade no centro do forno e preaqueça o forno a 150 °C por 15 minutos.
8. Asse os biscoitos por 12 a 15 minutos, ou até que estejam levemente dourados, virando a assadeira na metade do tempo para que os biscoitos recebam calor por igual.
9. Retire-os do forno, deixe esfriar um pouco ainda na assadeira e depois transfira-os para uma grade para terminarem de esfriar. Se desejar, cubra-os com chocolate para cobertura.

Rendimento: 48 biscoitos.

Crackers de Gergelim

- **Ingredientes**

3 xícaras (chá) de farinha de amêndoas ou farinha de castanha-de-caju
1½ colher (chá) de sal marinho
1 xícara (chá) de gergelim cru
2 ovos bem batidos
2 colheres (sopa) de óleo

- **Modo de Fazer**

1. Misture todos os ingredientes em uma vasilha até formar uma massa. Separe a massa em duas partes.
2. Unte duas assadeiras grandes e cubra-as com papel manteiga.
3. Coloque as metades de massa no centro de cada assadeira.
4. Corte outro pedaço de papel manteiga do tamanho da assadeira e coloque em cima da massa.
5. Abra a massa com um rolo, dentro desses dois papéis, até chegar a cerca de meio centímetro de altura. Retire o papel e repita o processo com a outra massa.
6. Corte a massa com uma faca ou um cortador de pizza, em quadrados de 5 cm.
7. Asse em forno baixo preaquecido por 10 a 12 minutos até ficarem dourados.
8. Deixe esfriar e sirva puro ou acompanhado de pastinhas. Guarde em potes de vidro herméticos.

Rendimento: aproximadamente 100 *crackers*

Biscoitinhos Recheados com Geleia

Receita testada e aprovada por Fabiana Davantel e família, São Paulo (SP).

- **Ingredientes**

2 xícaras (chá) de farinha de amêndoas
½ colher (chá) de sal marinho
2 colheres (sopa) de óleo
2 colheres (sopa) de glicose de mandioca da Yoki
1 colher (sopa) de extrato de baunilha
1 colher (sopa) de água
Geleia de sua preferência para rechear os biscoitos

- **Modo de Fazer**

1. Em uma vasilha grande, coloque a farinha de amêndoas e o sal.
2. Numa vasilha menor, misture o óleo, a glicose e a água.
3. Adicione os ingredientes líquidos à farinha.
4. Leve a massa à geladeira por uma hora.
5. Abra a massa com um rolo de confeiteiro entre duas folhas de papel manteiga numa espessura de mais ou menos 1 cm.
6. Corte a massa com um cortador de biscoitos redondo com 5 cm de diâmetro.
7. Pressione levemente o centro do círculo com o seu polegar.
8. Coloque meia colher de chá de geleia nesta cavidade.
9. Pressione 3 laterais da massa com os dedos indicador e polegar para formar um triangulo parecido com uma esfiha. Pressione firme para que a massa não se solte ao assar.
10. Coloque os biscoitos em assadeira untada e coberta com papel manteiga untada novamente.
11. Asse em forno baixo por 20 minutos ou até que as bordas estejam levemente douradas.
12. Deixe esfriar completamente antes de retirá-los da assadeira.

Biscoito Sem Farinha

- **Ingredientes**

½ xícara (chá) de *ghee* gelada (manteiga clarificada)
1½ xícara (chá) de farinha de amêndoas
2 colheres (sopa) de farinha de linhaça
1 xícara (chá) de açúcar mascavo ou demerara
1 ovo
½ colher (chá) de baunilha
¼ de colher (chá) de bicarbonato de sódio
¼ de colher (chá) de cremor de tártaro

- **Modo de Fazer**

1. Em uma vasilha grande bata a *ghee* com o açúcar por cerca de 30 segundos.
2. Adicione metade da farinha de amêndoas, a farinha de linhaça, o ovo, a baunilha, o bicarbonato e o cremor de tártaro. Bata bem até ficar homogêneo.
3. Adicione o restante da farinha de amêndoas e bata para incorporar bem à massa. Cubra a vasilha e leve à geladeira para gelar por várias horas ou de um dia para o outro.
4. Unte a assadeira e cubra-a com papel manteiga.
5. Faça bolinhas pequenas, coloque-as na assadeira e achate-as com um garfo deixando as marcas para decoração. Deixe um espaço de 5 cm entre os biscoitos.
6. Asse por 15 a 20 minutos ou até que os biscoitos estejam levemente firmes e começando a dourar. Retire-os do forno.
7. Espere esfriar completamente para que os biscoitos fiquem mais firmes. Guarde-os em potes de vidro hermeticamente fechados.

Biscoito da Vovó – Zaly de Oliveira Raizer

Receita enviada, testada e aprovada por Vera Barbato e sua filha Clara – Manaus (AM).

- **Ingredientes**

200 g de creme de arroz + 1 colher (sopa)
200 g de açúcar (Vera fez com xylitol)
200 g de fécula de batata + 1 colher (sopa)
200 g de amido de milho + 1 colher (sopa)
100 g de creme vegetal (margarina sem leite)
4 ovos
1 pitada de sal

- **Modo de Fazer**

1. Colocar tudo na tigela da batedeira e bater até ficar uma massa uniforme.
2. Faça os biscoitinhos pressionando a massa com um garfo, leve ao forno em fôrma untada e polvilhada com farinha de arroz ou amido de milho.
3. Pode-se também amassar os biscoitos com as mãos e acrescentar 1 colher (café) de fermento.
4. Asse em forno baixo preaquecido até os biscoitos ficarem levemente dourados nas bordas.

Biscoito de Polvilho

Unanimidade nacional, todos gostam de biscoito de polvilho, do bebê à vovó. Os biscoitos encontrados no mercado geralmente têm leite. Estes não, e são iguaiszinhos! Assa rapidinho e é uma delícia.

Receita testada e aprovada por Vera Barbato e família, Manaus (AM).

- **Ingredientes**

8 ovos
500 ml de água
500 ml de óleo
1 kg de polvilho
1 colher (sopa) de sal

- **Modo de Fazer**

1. Coloque para ferver a água e o óleo juntos, quando começar a borbulhar, desligue o fogo.
2. Coloque o polvilho na vasilha grande da batedeira e acrescente a água e o óleo quentes. Espere esfriar e acrescente o sal e aos poucos acrescente os ovos.

3. Bata a massa até ficar bem homogênea. Depois de pronta, você pode usar o próprio saco do polvilho para fazer os biscoitos.
4. Faça um furo pequeno na ponta do saco e coloque uma parte da massa, não toda. Unte uma assadeira com creme vegetal e vá fazendo os biscoitos em formato reto ou redondo, mas de tamanho pequeno.
5. Coloque para assar em forno preaquecido a 200 °C.

Milk-shakes e Sorvetes

Sorvetes e *milk-shakes* são ótimas maneiras de adicionar frutas para começar a educar o paladar de nossas crianças e de aumentar o valor nutricional ingerido. Em um país tropical e com uma grande diversidade de frutas com o nosso, várias combinações são possíveis.

Os *milk-shakes* são excelentes opções para o café da manhã e para a colação. Mauricio, meu filho, já testou todas as receitas de *milk-shakes* e sucos. Ele não tem fome alguma pela manhã, sempre foi assim e, desde pequeno, o seu café da manhã foram vitaminas cremosas. Para substituir o leite, e os *milk-shakes* ficarem cremosos e saborosos é só adicionar a amêndoa sem pele e bater bastante para não ficar nenhum resquício de granulado.

Os sorvetes são ótimos para o lanche da tarde ou sobremesa. Para os lanches, podem ser servidos puros ou acompanhados de caldas, castanhas picadas, granola, *waffles*, panquecas. Servidos com *brownies* ou bolos sem farinhas, são excelentes sobremesas para toda a família.

Todas as receitas têm uma textura muito cremosa bastante parecida com os similares industriais, mas totalmente livres de gordura hidrogenada, emulsificantes e corantes. Na verdade, são fontes abundantes de nutrientes. Você pode substituir o açúcar pelo adoçante culinário de sua preferência que não interferirá na textura do sorvete. Mas tome o cuidado de não levar o adoçante ao fogo, coloque-o somente depois.

Essas são algumas opções. Misture as frutas, adicione novos ingredientes e crie as suas próprias versões. Costumo adicionar grãos germinados, linhaça e farelos de amêndoas e de semente de abóbora aos *milk-shakes* de meu filho.

Em cidade como Rio de Janeiro e São Paulo, é fácil encontrar em lojas de produtos naturais leite de arroz e creme de leite de arroz que poderão ser utilizados nas receitas de sorvetes. O leite de arroz é naturalmente mais doce do que o leite de soja devido a uma reação enzimática que ocorre no processo de preparação. Se for utilizá-lo na receita assim como o creme de arroz, diminua a quantidade de açúcar em ¼ de xícara. Se não encontrá-los, há os similares a base de soja. Eu prefiro o sabor do sorvete preparado com soja, mas é opinião pessoal. Também acho o gosto de baunilha muito forte e prefiro diminuir a quantidade. Prefiro também utilizar a baunilha em fava do que o extrato.

As receitas de *milk-shake* são do livro *Mother's Necessit,* de Cristin Fergus. Esse livro traz indicações de alimentação viva e livre de alergenos comuns para crianças com autismo.

As receitas de sorvetes são baseadas no livro *The Vegan Scoop*, de Wheeler Del Torro, dono da Wheeler's Frozen Dessert Company e especialista em sorvetes sem lactose.

Nota: A glicose de mandioca dos *milk-shakes* pode ser omitida e substituída pelo adoçante de sua preferência e tomando o cuidado de adicionar a mesma quantidade de líquido correspondente. Utilizo estévia pura nessas receitas.

Milk-shake de Morango e Manga e Banana

Morangos fornecem vitaminas C, B2, B5, B6 e K, manganês, fibras, potássio, folato e magnésio. É bom ter cuidado, pois o morango é uma das frutas mais contaminadas por agrotóxicos, prefira sempre os orgânicos.

Mangas fornecem carotenos, vitaminas C, B e E, potássio e magnésio além de enzimas que ajudam na digestão.

Bananas fornecem vitaminas do complexo B, vitaminas C e A, potássio e fibras.

- **Ingredientes**

½ de xícara (chá) de amêndoas deixadas de molho por 8 horas
½ xícara (chá) de morangos
¼ de xícara (chá) de manga tipo Haden
½ banana média
2 colheres (sopa) de glicose de mandioca ou estévia pura a gosto
½ xícara (chá) de água
3 cubos de gelo

- **Modo de Fazer**

Bata tudo no liquidificador até atingir a consistência desejada. Sirva.

Milk-shake de Clorofila

Bananas fornecem vitaminas do complexo B, vitaminas C e A, potássio e fibras. Sementes de girassol fornecem cálcio, ferro, potássio, fósforo, zinco, manganês, magnésio e ômegas 3 e 6. A clorofila fornece todos os minerais e vitaminas A, complexo B, C, E e K e tem ação depurativa.

- **Ingredientes**

⅛ de xícara (chá) de sementes de girassol deixadas de molho por 8 horas
2 colheres (sopa) de glicose de mandioca ou estévia pura a gosto
1 pacotinho de clorofila congelada
1 banana média
1 colher (chá) de baunilha
¼ de xícara (chá) de água
3 cubos de gelo

- **Modo de fazer**

Bata tudo no liquidificador até atingir a consistência desejada. Sirva.

Milk-shake de Verão

Laranjas fornecem vitamina C, folato, vitaminas B1 e A, potássio e cálcio. Bananas fornecem vitaminas do complexo B, vitaminas C e A, potássio e fibras. Morangos fornecem vitaminas C, B2, B5, B6 e K, manganês, fibras, potássio, folato e magnésio. Cuidado pois é uma das frutas mais contaminadas por agrotóxicos, prefira sempre os orgânicos. As amêndoas fornecem proteína, fibras, potássio, magnésio, cálcio, ferro, zinco, ácido fólico e vitaminas B2, B3 e E.

- **Ingredientes**

½ de xícara (chá) de amêndoas sem pele deixadas de molho por 8 horas
½ xícara (chá) de suco de laranja
¼ de xícara (chá) de morangos
½ banana média
2 colheres (sopa) de glicose de mandioca ou estévia pura a gosto
½ xícara (chá) de água
2 cubos de gelo.

- **Modo de fazer**

Bata tudo no liquidificador até atingir a consistência desejada. Sirva.

Milk-Shake Tropical

Mangas fornecem carotenos, vitaminas C, B e E, potássio e magnésio além de enzimas que ajudam na digestão. Kiwis fornecem antioxidantes e enzimas. Também é excelente fonte de vitamina C, fibras, potássio, magnésio, manganês e vitamina E. Bananas fornecem vitaminas do complexo B, vitaminas C e A, potássio e fibras. As amêndoas fornecem proteína, fibras, potássio, magnésio, cálcio, ferro, zinco, ácido fólico e vitaminas B2, B3 e E.

- **Ingredientes**

½ de xícara (chá) de amêndoas sem pele deixadas de molho por 8 horas
½ xícara (chá) de manga tipo Haden em cubinhos
½ kiwi descascado
½ banana média
2 colheres (sopa) de glicose de mandioca ou estévia pura a gosto
½ xícara (chá) de água
2 cubos de gelo

- **Modo de fazer**

Bata tudo no liquidificador até atingir a consistência desejada. Sirva.

Milk-shake de Chocolate

- **Ingredientes**

¾ de xícara (chá) de amêndoas sem pele deixadas de molho por 8 horas
1 banana pequena
1 colher (sopa) de cacau em pó ou um pouco menos
2 cubos de gelo
Estévia pura a gosto

- **Modo de fazer**

Bata tudo no liquidificador em velocidade alta até atingir a consistência desejada. Sirva.

Sorvete de Creme

- **Ingredientes**

2 xícaras (chá) de leite vegetal
2 caixinhas de creme de leite vegetal
¾ de xícara (chá) de açúcar
4 gemas
1 pitada de sal
½ colher (sopa) de essência de baunilha
2 colheres (sopa) de araruta

- **Modo de fazer**

1. Leve ao fogo o leite vegetal e o sal. Quando iniciar a fervura, retire do fogo, adicione a baunilha e o creme de leite vegetal.
2. Em outro recipiente, coloque as quatro gemas e o açúcar. Bata na batedeira até obter um creme bem liso e volumoso. Junte as duas colheres de araruta e misture bem.
3. Junte à mistura de leite e baunilha e, com uma colher de pau, misture bem e leve ao fogo brando, mexendo bem até engrossar um pouco.
4. Deixe esfriar e faça o sorvete de acordo com as instruções da sorveteira.

- **Variação:**

Nos últimos minutos de funcionamento da sorveteira, adicione 100 g de chocolate meio amargo derretido sem glúten e sem leite. Vá adicionando em colherinhas de café, com a sorveteira em movimento, para formar pedaços pequenos bem distribuídos. O chocolate derretido endurece instantaneamente em contato com a massa gelada. Este sorvete fica muito parecido com o Vanilla Choc Chip da sorveteria Babuska.

Sorvete de Vanila

- **Ingredientes**

1¼ de xícara (chá) de leite vegetal
2 colheres (sopa) de araruta
2 caixinhas de creme de leite vegetal
¾ de xícara (chá) de açúcar
1 colher (sopa) de extrato de baunilha

- **Modo de fazer**

1. Em uma vasilha pequena, misture ¼ de xícara do leite vegetal com a araruta e reserve.
2. Misture o restante do leite vegetal, o creme e o açúcar, e leve ao fogo baixo.
3. Quando começar a ferver, imediatamente retire do fogo e adicione a araruta dissolvida. A mistura irá engrossar imediatamente. Se não engrossar, retorne ao fogo até formar um mingau. Adicione a baunilha.
4. Deixe esfriar e faça o sorvete de acordo com as instruções da sorveteira.

Rendimento: aproximadamente 600 gramas.

Sorvete de Flocos

Nos últimos minutos de funcionamento da sorveteira, adicione 150 g de chocolate meio amargo derretido sem glúten e sem leite. Vá adicionando em fio fino com a sorveteira em movimento. O chocolate derretido endurece instantaneamente em contato com a massa gelada, formando pedaços de chocolate bem distribuídos.

Sorvete de Menta Choco Chip

Um dia, antes de iniciarmos a dieta, estávamos no shopping e pedimos sorvete. Minha amiga pediu um de menta com pedaços de chocolate. Mauricio ficou louco com esse sorvete, nem quis saber do dele. Após a dieta, consegui fazer um substituto que o agradou bastante.

Retire a essência de baunilha e substitua-a por essência de menta. Tinja o sorvete com corante verde feito a base de espinafre. Bata um pouco de espinafre cozido com um pouco de água somente para fazer a hélice do liquidificador girar. Coe e utilize até atingir o verde que desejar. Acrescente esse corante apenas quando retirar a mistura do fogo. Nos últimos minutos de funcionamento da sorveteira, adicione 150 g de chocolate meio amargo derretido, em fio.

Sorvete de Frutas

Adicione 1 xícara (chá) de fruta processada de sua escolha ao creme, depois de retirá-lo do fogo e já frio.

Sorvete de Chocolate

- **Ingredientes**

1¼ de xícara (chá) de leite vegetal
2 colheres (sopa) de araruta
2 caixinhas de creme de leite vegetal
¾ de xícara (chá) de açúcar
1 colher (sopa) de extrato de baunilha
¼ de xícara (chá) de chocolate em pó
½ xícara (chá) de chocolate meio amargo em barra (sem glúten e sem leite) bem picado

- **Modo de fazer**

1 Em uma vasilha pequena, misture ¼ de xícara (chá) do leite vegetal com a araruta e reserve.
2. Misture o restante do leite vegetal, o creme, o chocolate em pó, o chocolate picado e o açúcar e leve ao fogo baixo.
3. Quando começar a ferver, imediatamente retire do fogo e adicione a araruta dissolvida. A mistura irá engrossar rapidamente. Se não engrossar, retorne ao fogo até formar um mingau. Adicione a baunilha.
4. Deixe esfriar e faça o sorvete de acordo com as instruções da sorveteira.

Rendimento: aproximadamente 600 gramas.

Sorvete de Morango

- **Ingredientes**

1¼ de xícara (chá) de leite vegetal
2 colheres (sopa) de araruta
2 caixinhas de creme de leite vegetal
¾ de xícara (chá) de açúcar
1 colher (sopa) de extrato de baunilha
2 xícaras (chá) de morangos fatiados

- **Modo de fazer**

1. Em uma vasilha pequena, misture ¼ de xícara do leite vegetal com a araruta e reserve.
2. Bata no liquidificador o restante do leite vegetal com metade dos morangos, o creme e o açúcar. Transfira para uma panela e leve ao fogo baixo.
3. Quando começar a ferver, imediatamente retire do fogo e adicione a araruta dissolvida. A mistura irá engrossar rapidamente. Se não engrossar, retorne ao fogo até formar um mingau. Adicione a baunilha.

4. Deixe esfriar e faça o sorvete de acordo com as instruções da sorveteira.
5. Nos últimos minutos de funcionamento da sorveteira, adicione o restante dos morangos fatiados e picados.

Rendimento: aproximadamente 600 gramas.

Nota: se desejar um sorvete mais colorido, adicione tintura de beterraba a gosto. Cozinhe uma beterraba em pouca água, bata tudo no liquidificador, coe e empregue.

Sorvete de Amêndoas

- **Ingredientes**

1¼ de xícara (chá) de leite de amêndoas (pode ser o leite de arroz com amêndoas que se encontra no mercado das grandes cidades)
2 colheres (sopa) de araruta
2 caixinhas de creme de leite vegetal
¾ de xícara (chá) de açúcar
1 colher (sopa) de extrato de baunilha
1 colher (sopa) de extrato de amêndoas
¾ de xícara (chá) de amêndoas torradas e laminadas

- **Modo de fazer**

1. Em uma vasilha pequena, misture ¼ de xícara do leite de amêndoas com a araruta e reserve.
2. Misture o restante do leite de amêndoas, o creme e o açúcar e leve ao fogo baixo.
3. Quando começar a ferver, imediatamente retire do fogo e adicione a araruta dissolvida. A mistura irá engrossar rapidamente. Se não engrossar, retorne ao fogo até formar um mingau. Adicione a baunilha e o extrato de amêndoas.

4. Deixe esfriar e faça o sorvete de acordo com as instruções da sorveteira.
5. Nos últimos minutos de funcionamento da sorveteira, adicione as amêndoas laminadas.

Rendimento: aproximadamente 600 gramas.

Sorvete de Coco

Este é o único sorvete em que o creme vegetal não é necessário para torná-lo cremoso.

- **Ingredientes**

3½ xícaras (chá) de leite de coco caseiro
2 colheres (sopa) de araruta
¾ de xícara (chá) de açúcar
1½ colheres (chá) de extrato de baunilha
1½ colheres (chá) de essência de coco
¾ de xícara (chá) de coco ralado

- **Modo de fazer**

1. Em uma vasilha pequena, misture ¼ de xícara do leite de coco com a araruta e reserve.
2. Misture o restante do leite de coco e o açúcar e leve ao fogo baixo.
3. Quando começar a ferver, imediatamente retire do fogo e adicione a araruta dissolvida. A mistura irá engrossar imediatamente. Se não engrossar, retorne ao fogo até formar um mingau. Adicione a baunilha e a essência de coco.
4. Deixe esfriar e faça o sorvete de acordo com as instruções da sorveteira.
5. Nos últimos minutos de funcionamento da sorveteira, adicione o coco ralado.

Rendimento: aproximadamente 600 gramas.

Calda de Chocolate Quente

Esta calda é versátil. Serve tanto para os sorvetes quanto para compor sobremesas.

- **Ingredientes**

2 xícaras (chá) de açúcar granulado
1 xícara (chá) de açúcar mascavo
1 xícara (chá) de chocolate em pó
½ colher (chá) de sal
¼ de xícara (chá) de farinha sem glúten
¼ de xícara (chá) de *ghee*
1½ xícara (chá) de água
½ colher (chá) de baunilha

- **Modo de fazer**

1. Misture os ingredientes secos em uma panela grande. Adicione a *ghee* e a água.
2. Cozinhe a mistura em fogo baixo por 10 minutos.
3. Retire do fogo e adicione a baunilha. Mexa e sirva em seguida.
4. Se preferir, pode servir frio.

Rendimento: 2 xícaras.

Festas

Aqui está uma seleção de comidinhas para festas que irão fazer sucesso! Uma festa nunca é motivo para nossas crianças saírem da dieta. Se for a festinha de outras crianças, leve as opções que sua criança pode comer e deixe-a se divertindo à vontade.

Este livro ainda apresenta outras sugestões, como nuggets, cachorro-quente de forno, mini-pizzas, flan, mousse de chocolate, sobremesas...

Bolo de Limão com Creme de Limão para Aniversário

Este foi o primeiro bolo de aniversário de Mauricio depois de entrar em dieta.

Massa

- **Ingredientes**

8 ovos separados
250 g de farinha de amêndoas
Suco de 1 limão grande
¾ de xícara (chá) de mel

- **Modo de Fazer**

1. Bata as gemas até ficarem brancas e cremosas. Adicione a farinha de amêndoas, o óleo, o mel e bata bem.
2. Em uma vasilha separada bata as claras em neve até ficarem bem firmes. Junte a mistura anterior às claras, aos poucos, até ficar bem homogêneo.
3. Coloque a massa em duas fôrmas de 20 cm de diâmetro (Não precisam estar untadas). Leve ao forno preaquecido a 175 °C por 45 minutos.

Creme

- **Ingredientes**

4 ovos muito bem batidos
¾ de xícara (chá) de mel
Suco de 1 limão grande
1 colher (chá) de azeite de oliva
1 xícara (chá) de água (Se for muito, tente ½ xícara ou ¾ de xícara)

- **Modo de Fazer**

1. Bata os ovos muito bem. Adicione os outros ingredientes e leve ao fogo brando em banho-maria batendo sem parar até ficar cremoso. Espere esfriar antes de usar.
2. Recheie o bolo e use o restante para cobri-lo. Você pode salpicar amêndoas fatiadas em volta ou castanhas granuladas.

Bolo Brigadeiro para Aniversário

- **Ingredientes**

3 xícaras (chá) de creme de arroz ou farinha de arroz
¾ xícara (chá) de amido de milho

1 xícara (chá) de chocolate em pó ou ½ de cacau em pó
6 ovos
1 colher (sopa) de fermento em pó
2 xícaras (chá) de açúcar
1½ xícara (chá) de óleo
1½ xícara (chá) de leite vegetal

- **Modo de Fazer**

1. Bata os ovos até ficarem bem volumosos, claros, fofos e firmes. Adicione o açúcar e bata até ficar firme e brilhoso. Adicione o óleo, o leite e continue batendo.
2. Adicione as farinhas, o chocolate e bata bem. Por último, adicione o fermento e misture.
3. Despeje a massa do bolo em uma assadeira grande untada e enfarinhada e asse em forno médio preaquecido até que passe pelo teste do palito.
4. Espere o bolo esfriar e corte-o ao meio. Molhe as duas metades com água com açúcar ou leite de coco caseiro, coloque o recheio, feche o bolo, coloque a cobertura e o chocolate granulado (verificar se não tem leite ou glúten).
5. Use como recheio e cobertura o flan de chocolate sem lactose cuja receita está a seguir, faça uma receita dobrada. Use ainda quente, pois endurece depois de esfriar.

Flan de Chocolate sem Lactose

- **Ingredientes**

¾ xícara (chá) de açúcar cristal
¼ xícara (chá) de fécula de batata ou amido de milho
1 pitada de sal
½ xícara (chá) de leite de soja em pó
4 colheres (sopa) de chocolate em pó ou a metade de cacau em pó

2 xícaras (chá) de água
1 colher (chá) de essência de baunilha
2 colheres (sopa) de óleo vegetal prensado a frio

- **Modo de Fazer**

1. Coloque todos os ingredientes numa panela, misture bem e cozinhe em fogo baixo, mexendo sempre até engrossar.
2. Apague o fogo e acrescente a essência de baunilha.
3. Espere esfriar um pouco e acrescente o óleo prensado a frio, misturando vigorosamente. Empregue.

Nota: se você não utilizar soja na dieta, pode substituir o leite de soja em pó e as duas xícaras de água, por 2 xícaras de leite vegetal de sua escolha.

Torta de Chocolate da Juju

Receita enviada, testada e aprovada por Geórgia e sua filha Juliana, Rio de Janeiro (RJ).

Massa

- **Ingredientes**

6 claras
1 pitada de sal
6 gemas
6 colheres (sopa) de açúcar
6 colheres (sopa) de maisena
3 colheres (sopa) de chocolate em pó
1 colher (café) de fermento em pó

- **Modo de Fazer**

1. Bata as claras com o sal em ponto de neve bem firme. Acrescente as gemas e bata bem. Acrescente o açúcar aos poucos e continue batendo até conseguir uma massa esbranquiçada e muito leve.

2. Retire da batedeira e misture os ingredientes secos peneirados aos poucos, com o auxílio de um garfo ou um batedor de aros.
3. Coloque a massa em fôrma untada e polvilhada com fundo removível.
4. Asse os 15 minutos iniciais em temperatura alta e os 15 restantes em baixa. A fôrma deve ser funda, pois a massa cresce muito.
5. Desenforme, corte pelo meio e use o creme de chocolate para rechear e cobrir. Polvilhe com granulado de chocolate sem glúten para finalizar.

Recheio

- **Ingredientes**

Uma lata de leite condensado de soja
1½ xícara (chá) de leite vegetal
½ colher (sopa) de amido de milho
6 colheres (sopa) de chocolate em pó

- **Modo de Fazer**

1. Leve ao fogo brando todos os ingredientes, mexendo sempre para não queimar, até dar o ponto para cobertura.

Bolo Toalha Felpuda

Receita desenvolvida, testada e aprovada por Claudia Marcelino e família, Rio de Janeiro (RJ). Mauricio amava esse bolo antes de iniciar a dieta. Foi um prazer arrumar um substituto para ele.

- **Ingredientes**

1 xícara (chá) de amido de milho
½ xícara (chá) de creme ou farinha de arroz
¼ de xícara (chá) de farinha de araruta
2 xícaras (chá) de açúcar
1½ colher (chá) de fermento em pó

½ colher (chá) de bicarbonato de sódio
½ colher (chá) de sal
1 colher (chá) de CMC
2 ovos grandes
½ xícara (chá) de leite
½ xícara (chá) de óleo
2 colheres (chá) de extrato de baunilha
1 xícara (chá) de água fervente

- **Modo de Fazer**

1. Preaqueça o forno a 180 °C. Unte e enfarinhe duas fôrmas de 20 cm de diâmetro.
2. Na vasilha grande da batedeira, misture os ingredientes secos. Adicione os ovos, o leite vegetal, o óleo e a baunilha. Bata em velocidade média por dois minutos. Coloque a batedeira em velocidade mínima. Adicione a água fervente e bata por mais um minuto.
3. Coloque a massa nas fôrmas preparadas e leve-as ao forno por 30 a 35 minutos, até que ao enfiar um palito no centro dos bolos, este saia limpo.
4. Retire-os do forno. Deixe-os esfriar por 10 minutos antes de desenformar.
5. Corte os bolos ao meio, recheie com o creme de baunilha. O bolo terá três camadas de recheio.
6. Cubra o bolo com creme de baunilha e coco ralado. Sirva em temperatura ambiente ou gelado.

Creme de Baunilha

- **Ingredientes**

2 xícaras (chá) de leite vegetal
2 ovos
1 colher (chá) de extrato de baunilha

2 colheres (sopa) de amido de milho
1 xícara (chá) de creme de leite vegetal (opcional)
1 xícara (chá) de açúcar

- **Modo de Fazer**

Bata no liquidificador o leite vegetal, os ovos e o amido. Transfira essa mistura para uma panela, adicione o açúcar e cozinhe até atingir a consistência de creme. Adicione a baunilha e o creme de leite vegetal se for utilizá-lo. Deixe esfriar e empregue.

Docinhos

Brigadeiro de Mandioca

Receita enviada, testada e aprovada por Geórgia e família, Rio de Janeiro (RJ). Muitas outras mamães já testaram e aprovaram também!

- **Ingredientes**

1½ xícaras (chá) de mandioca bem cozida
2 colheres (sopa) de creme vegetal (margarina sem leite) ou *ghee*
10 colheres (sopa) de açúcar
1 xícara (chá) de leite de soja em pó (O Isomil é uma boa opção, pois a proteína já é parcialmente quebrada)
3 colheres (sopa) de chocolate em pó
200 g (mais ou menos) de chocolate granulado para passar os brigadeiros

- **Modo de Fazer**

1. Passe a mandioca já bem cozida e escorrida pelo processador. Reserve. Se não tiver processador, passe pelo espremedor e depois pela peneira e reserve.

2. Numa panela, derreta o creme vegetal, acrescente a mandioca, o açúcar, o leite em pó e o chocolate em pó.
3. Deixe cozinhar até desprender do fundo da panela por cerca de 10 minutos em fogo médio.
4. Unte um prato com creme vegetal, coloque a massa e espere esfriar.
5. Para enrolar os brigadeiros, unte as mãos com creme vegetal.
6. Use como medida dos docinhos uma colher (chá) também untada.
7. Depois de enrolados, passe-os no chocolate granulado.

Beijinhos de Coco

- **Ingredientes**

1½ xícara (chá) de mandioca
2 colheres (sopa) de creme vegetal ou *ghee*
10 colheres (sopa) de açúcar ou 5 colheres (sopa) de açúcar mascavo
1 xícara (chá) de leite de soja em pó (O Isomil é uma boa opção, pois a proteína já é parcialmente quebrada).
3 colheres (sopa) de coco ralado
Coco ralado para passar os docinhos

- **Modo de Fazer**

1. Passe a mandioca já bem cozida e escorrida pelo processador. Reserve. Se não tiver processador, passe pelo espremedor e depois pela peneira. Reserve.
2. Numa panela, derreta o creme vegetal, acrescente a mandioca, o açúcar, o leite em pó e as 3 colheres de coco ralado.
3. Deixe cozinhar até desprender do fundo da panela por cerca de 10 minutos em fogo médio.
4. Unte um prato com creme vegetal, coloque a massa e espere esfriar.
5. Para enrolar os docinhos, unte as mãos com creme vegetal.
6. Use como medida do docinho uma colher (chá) também untada.
7. Depois de enrolados, passe-os no coco ralado.

Cajuzinhos

Esse é o docinho preferido de Mauricio, meu filho. Tive de desenvolver uma receita substituta. Tenho de prepará-los escondido senão não sobra um!

- **Ingredientes**

2 xícaras (chá) de amendoim torrado e moído na hora (Já vende pronto, mas fica mais cheiroso e gostoso torrando o amendoim em casa. Não deixe torrar demais, pois amarga).
1 xícara (chá) de glicose de mandioca
½ xícara (chá) de chocolate em pó
2 colheres (sopa) de óleo prensado a frio (amendoim ou girassol)

- **Modo de Fazer**

1. Bata todos os ingredientes no processador. Irá formar uma massa macia e compacta que não gruda nas mãos.
2. Com as mãos untadas em creme vegetal, enrole docinhos no formato de cajuzinho ou de bolinhas.
3. Coloque um amendoim inteiro na ponta.
4. Passe-os por amendoim moído e coloque-os na forminha.

Trufas de Chocolate e Ameixas

Além de deliciosas, estas trufas contêm antioxidantes e são muito nutritivas.

- **Ingredientes**

1 xícara (chá) de ameixas secas sem caroço
¾ xícara (chá) de calda de cereja ao marrasquino ou calda de ameixa
1 colher (sopa) de extrato de baunilha
½ xícara (chá) de chocolate meio amargo derretido em banho-maria (A água do banho-maria tem de estar bem quente, mas suportável ao toque)
¾ de xícara (chá) de coco seco em flocos

▪ Modo de Fazer

1. Coloque a ameixa numa tigela com a calda de cereja e deixe de molho por duas horas. Se as ameixas continuarem secas, você deverá levá-las ao fogo por alguns minutos para amaciá-las.
2. Coloque as ameixas com a calda num processador e pulse até formar uma pasta, aproximadamente 30 segundos.
3. Junte a baunilha e o chocolate derretido, pulse.
4. Coloque essa mistura numa vasilha e leve à geladeira até que esteja consistente e você consiga modelar as trufas. A consistência deve ser resistente. Se ficar muito mole, as trufas derreterão com o calor das mãos. Retire da geladeira e faça bolinhas com a ajuda de uma colher de chá untada com creme vegetal.
5. Passe no coco ralado e sirva.

Rendimento: 15 trufas.

*Nota***:** As trufas sem a cobertura de chocolate derretem rapidamente. Gosto mais de trufas com cobertura de chocolate, ao morder, elas derretem na boca!

Para a cobertura, use chocolate em barra, sem glúten e sem leite, derretido conforme as instruções de embalagem.

Trufas de Laranja

As trufas de laranja são fáceis de fazer, saborosas e muito nutritivas.

▪ Ingredientes

½ xícara(chá) de castanhas cruas ou torradas
¼ de xícara (chá) de pasta de amêndoas
¼ de xícara (chá) de glicose da Yoki ou mel

2 colheres (sopa) de cacau em pó
1 colher (sopa) de extrato de baunilha
1 colher (sopa) de casca de laranja ralada
¼ de xícara (chá) de cacau em pó

- **Modo de Fazer**

1. Passe as amêndoas sem pele no processador até ficarem bem finas. Você vai notar que elas desprendem um óleo. Vá adicionando óleo de girassol, uma colher de cada vez, até formar uma pasta cremosa, mas consistente.
2. Para tirar a pele das amêndoas, leve-as ao fogo numa panela com água até ferver e elas começarem a boiar. Escorra a água e aperte as amêndoas entre os dedos indicador e polegar. A pele sairá inteira e com facilidade.
3. Coloque a castanha no processador e bata até ficar bem fina. Vá pulsando e misturando para ficar o mais fino possível.
4. Adicione a pasta de amêndoas, a glicose, o cacau em pó, a baunilha e a casca de laranja. Bata até ficar cremoso e formar uma massa homogênea.
5. Leve à geladeira por 2 ou 3 horas até ficar consistente.
6. Tire da geladeira e faça bolinhas com a ajuda de uma colher de chá untada com creme vegetal.
7. Passe pelo restante do cacau em pó e sirva.

Rendimento: 12 trufas.
Nota: as trufas sem a cobertura de chocolate derretem rapidamente. Gosto mais de trufas com cobertura de chocolate, ao morder, elas derretem na boca!

Para a cobertura, use chocolate em barra, sem glúten e sem leite, derretido conforme as instruções da embalagem.

Trufas de Canela

Receita testada e aprovada por Karla Sarkis e Luiza Coelho e seu irmão Luiz Júnior, Uberaba (MG).

- **Ingredientes**

1 xícara (chá) de chocolate meio amargo
1 colher (sopa) de glicose da Yoki ou mel
1 colher (chá) de canela em pó
¼ de colher (chá) de extrato de amêndoas
¼ de xícara (chá) de leite de coco caseiro
2 colheres (sopa) de farinha de amêndoas ou castanhas
1 colher (sopa) de cacau em pó

- **Modo de Fazer**

1. Derreta o chocolate em banho-maria como indicado na trufa de chocolate e ameixas.
2. Junte a glicose, a canela, o extrato de amêndoas e o leite de coco.
3. Leve à geladeira por meia hora ou até que esteja firme.
4. Modele bolinhas com as mãos com a ajuda de uma colher de chá untada com creme vegetal.
5. Passe as bolinhas numa mistura feita com a farinha de amêndoas e o cacau. Sirva.

Rendimento: 10 a 12 trufas.

Nota: as trufas sem a cobertura de chocolate derretem rapidamente. Gosto mais de trufas com cobertura de chocolate, ao morder, elas derretem na boca!

Para a cobertura, use chocolate em barra, sem glúten e sem leite, derretido conforme as instruções da embalagem.

Trufas de Amêndoas

Receita testada e aprovada por Karla Sarkis e Luiza Coelho e seu irmão Luiz Júnior, Uberaba (MG).

- **Ingredientes**

 620 g de chocolate meio amargo
 1 xícara (chá) de leite vegetal
 ½ colher (chá) de essência de amêndoas
 ½ colher (chá) de extrato de baunilha
 1 xícara (chá) de amêndoas sem pele

- **Modo de Fazer**

1. Aqueça o leite vegetal até que esteja bem quente, mas tolerável ao toque.
2. Retire do fogo e adicione o chocolate bem picado. Mexa bem até o chocolate derreter por completo.
3. Adicione o extrato de amêndoas e a baunilha, mexa bem.
4. Leve à geladeira por duas horas ou até que esteja firme.
5. Preaqueça o forno a 150°C e toste as amêndoas por 10 minutos ou até que estejam douradas e cheirosas.
6. Deixe esfriar. Coloque-as no processador, adicione uma pitada de sal e pulse até ficarem bem finas ou picadinhas. Escolha a textura que mais lhe agrade.
7. Retire a massa da geladeira e modele bolinhas com a ajuda de uma colher de chá untada com creme vegetal.
8. Passe as bolinhas pela amêndoa triturada e role nas mãos novamente para que os pedacinhos de amêndoas fiquem firmes. Guarde-as em geladeira até o momento de servir. Sirva em temperatura ambiente.

Rendimento: cerca de 40 trufas.

Nota: as trufas sem a cobertura de chocolate derretem rapidamente. Gosto mais de trufas com cobertura de chocolate, ao morder, elas derretem na boca!

Para a cobertura, use chocolate em barras, sem glúten e sem leite derretido conforme as instruções da embalagem.

Docinho Saudável

Na época em que fazia doces, aprendi uma receita parecida em uma das aulas que fiz. Foi fácil adaptar esta receita. Quer coisa melhor do que isto: nossos filhos comerem coisas saudáveis numa festa?

- **Ingredientes**

230 g de tâmaras sem caroço
½ xícara (chá) de linhaça
½ xícara (chá) de amendoim torrado
½ xícara (chá) de passas sem sementes brancas ou escuras
¼ de colher (chá) de canela em pó
½ ou ¾ de xícara (chá) de pasta de amendoim (Compre o amendoim moído, coloque-o no processador e adicione óleo de girassol, uma colher de cada vez, até atingir a consistência desejada)
Flocos de coco ou amendoim picado para a cobertura

- **Modo de Fazer**

1. Bata a linhaça no processador até virar farinha.
2. Junte as tâmaras e processe.
3. Junte o amendoim e processe.
4. Adicione os demais ingredientes e processe até formar uma massa.
5. Modele a massa em bolinhas com a ajuda de uma colher de chá untada com creme vegetal.
6. Passe-as pelo coco ou amendoim picado. Guarde-as em geladeira até o momento de servir. Sirva em temperatura ambiente.

Rendimento: cerca de 24 docinhos.

Salgadinhos

Croquetes de Carne

- **Ingredientes**

½ xícara (chá) de amido de milho
500 g de carne moída
Sal a gosto
Óleo para refogar e fritar
1 cebola e
1 tomate

- **Modo de Fazer**

1. Refogue a carne moída no óleo com o sal, o tomate e a cebola.
2. Dissolva o amido de milho em 1 xícara (chá) de água fria e despeje sobre a carne refogada. Leve ao fogo, mexendo sempre até engrossar.
3. Molde os croquetes e passe no amido de milho. Frite em óleo quente e escorra sobre papel absorvente.

Bolinho de Mandioca com Recheio de Camarão

Massa

- **Ingredientes**

1 kg de mandioca cozida e amassada
1 colher (sopa) de sal
2 colheres (sopa) de salsinha
1 ovo inteiro
1 colher (sopa) de creme vegetal

- **Modo de Fazer**

1. Em uma panela refogue o alho, a cebola e o tomate. Cozinhe até que o tomate esteja bem macio.
2. Tempere com sal e acrescente o camarão e deixe refogar por 5 minutos. Acrescente o cheiro verde, misture bem e desligue a seguir.
3. Enquanto o recheio esfria um pouco, pegue a massa e divida em diversas bolinhas. A seguir afunde o dedo médio pelo centro de cada bolinha formando uma cavidade para o recheio e recheie com o camarão.
4. Termine de modelar todas as bolinhas. Frite em óleo quente.

Recheio

- **Ingredientes**

½ kg de camarão limpo
2 colheres (sopa) de óleo
2 dentes de alho amassados
½ cebola picada
1 tomate picado
Cheiro verde e sal a gosto

- **Modo de Fazer**

Junte todos os ingredientes da massa e com as mãos amasse bem.

Variações: você pode usar carne moída refogada bem sequinha ou carne seca desfiada para o recheio.

Coxinhas de Galinha

Recheio

- **Ingredientes**

400 g frango (peito, coxa ou sobrecoxa)
2 litros de água para cozinhar

1 dente de alho amassado
Sal a gosto
Óleo e azeite a gosto (para refogar)
1 cebola picada
1 tomate sem pele e sem sementes
1 colher (sopa) de salsa picada

- **Modo de Fazer**

1. Cozinhe o frango, sem a pele na água com o alho e o sal. Deixe esfriar e desfie no processador usando a tecla pulsar.
2. Reserve 1 litro do caldo de frango para a massa.
3. Numa panela com o óleo e o azeite, refogue a cebola, os tomates, o alho amassado com o sal. Desligue o fogo, coloque a salsa picada e mexa.

Massa

- **Ingredientes**

1 litro do caldo de frango
1 colher (sopa) cheia de óleo vegetal
Sal e alho amassado a gosto
1 colher (sopa) de salsa picada
½ kg de batatas cozidas e amassadas
450 g de creme de arroz ou farinha de arroz
Fubá o suficiente para empanar ou uma mistura em partes iguais de fubá e farinha de mandioca crua e bem fina ou farinha de rosca sem glúten.

- **Modo de Fazer**

1. Numa panela coloque o caldo de frango reservado, o óleo, o alho com sal, a salsa, as batatas amassadas e deixe ferver.
2. Acrescente o creme de arroz aos poucos, mexendo sempre, até desgrudar da panela.
3. Coloque numa vasilha e deixe esfriar um pouco. Sove a massa, amassando-a contra uma superfície lisa, de preferência um mármore, até esfriar completamente

4. Abra a massa na palma da mão fazendo um circulo.
5. Coloque um pouco do recheio no centro da massa, feche e modele na forma de coxinha. Depois de prontas, molhe levemente as coxinhas na água, passe pelo fubá e frite em óleo bem quente, até que o fubá fique levemente dourado.

Rendimento: cerca de 80 unidades (tamanho coquetel).

Bolinho Caipira

Massa

- **Ingredientes**

½ kg de farinha de milho amarela

1½ litro de água

4 colheres (sopa) de óleo

2 colheres (sopa) de farinha de mandioca

Tempero caseiro a gosto

- **Modo de Fazer**

1. Em uma vasilha junte as farinhas e, com as mãos, vá misturando-as e desmanchando todos os grumos. Adicione o óleo e reserve.
2. Ferva a água com os temperos. Junte as farinhas reservadas e misture bem, deixando cozinhar por 2 ou 3 minutos, mexendo sempre, até obter um composto macio, liso e homogêneo.

Recheio

- **Ingredientes**

400 g de carne moída

Cebola picada e alho amassado

Salsinha e cebolinha picadas
Sal e pimenta-do-reino

- **Modo de Fazer**

1. Refogue a cebola e o alho.
2. Acrescente a carne moída e os temperos.

- **Finalização:**

1. Separe uma pequena porção da massa e achate-a na palma da mão. Coloque dentro um pouco do recheio e feche com a própria massa dando o formato de um bolinho compridinho.
2. Feitos todos os bolinhos, frite-os em óleo quente, aos poucos, de maneira que fiquem cobertos pelo óleo. Escorra-os em papel absorvente.

Quibe sem Glúten

- **Ingredientes**

½ kg de carne moída
½ kg de arroz integral não muito cozido
Hortelã fresca bem picada a gosto
1 cebola média bem picada
Sal e limão a gosto

- **Modo de Fazer**

Misture bem todos os ingredientes. Se tiver máquina de moer carne, passe uma vez, tudo junto. Faça os quibes. Frite ou asse.

Variação: unte uma fôrma média retangular, espalhe metade do quibe, recheie com presunto, tomate, milho, ou outro recheio a gosto. Cubra com a outra metade e leve para assar.

Quibe com Trigo Sarraceno

Receita desenvolvida, testada e aprovada por Claudia Marcelino e família, Rio de Janeiro (RJ).

- **Ingredientes**

  ½ kg de carne moída
  250 g de trigo sarraceno
  Hortelã, pimenta síria, sal, cebola e alho a gosto

- **Modo de Fazer**

  1. Misture todos os ingredientes e amasse bem com as mãos para formar uma massa uniforme e ligada.
  2. Faça os quibes no formato de croquete, frite e sirva.

Dica: estes quibes congelam muito bem.

Bolinhas de Atum

- **Ingredientes**

  4 xícaras (chá) de batatas cozidas e amassadas
  1 lata pequena de atum
  ½ colher (sopa) de cebola ralada
  3 ovos

  Para temperar: salsa picadinha, pimenta do reino, noz-moscada e sal a gosto

- **Modo de Fazer**

  1. Junte as batatas, o atum, a cebola e os temperos e amasse bem. Acrescente as gemas e as claras em neve e misture bem.
  2. Enrole bolinhas e frite em óleo quente.

Receitas Hipoalergênicas

A experiência em consultório atendendo esses pacientes tem mostrado que muitos acabam desenvolvendo intolerância alimentar a diversas proteínas, devido à inflamação e hiperpermeabilidade intestinal apresentadas. As intolerâncias mais comuns costumam ser, além do leite e glúten, intolerância a ovos, oleaginosas de todos os tipos, soja e milho. Por esse motivo foi acrescentado nesta nova edição, este capítulo de receitas hipoalergênicas.

Bolo de Cenoura

Massa

- **Ingredientes**

  2 cenouras médias descascadas e picadas
  4 colheres (sopa) de óleo
  8 colheres (sopa) de açúcar
  1½ de água
  2 xícaras de farinha de arroz
  1½ colher (sopa) de fermento em pó

- **Modo de Fazer**

1. Unte e enfarinhe uma fôrma média para bolos e preaquecer o forno a 180°C.
2. Coloque no liquidificador a cenoura, o óleo, o açúcar, a água e bater até formar um líquido homogêneo. Juntar a farinha e o fermento e bater novamente para homogeneizar.
3. Transfira para a fôrma preparada e asse até que ao enfiar um palito no meio este saia limpo.

Cobertura

- **Ingredientes**

7 colheres (sopa) de açúcar
4 colheres (sopa) de chocolate em pó
Água na quantidade suficiente para formar um creme grosso.

- **Modo de Fazer**

Leve ao fogo mexendo sempre até o açúcar derreter. Espalhar sobre o bolo.

Massa de Panqueca Americana de Sarraceno

- **Ingredientes**

½ xícara de farinha de trigo sarraceno
¼ de xícara de farinha de quinoa
¼ de xícara de farinha de arroz (ou de millet ou de sorgo)
2 colheres (sopa) de polvilho
1 colher (sopa) de farinha de linhaça
1 colher (sopa) de fermento em pó
1 colher (sopa) de óleo
¼ de colher (chá) de sal
1 xícara de leite vegetal
2 colheres (sopa) de açúcar

- **Modo de Fazer**

1. Em uma vasilha, misture todos os ingredientes secos.
2. Em outra vasilha, misture todos os ingredientes líquidos.
3. Junte as duas misturas e mexa bem até formar uma massa homogênea.
4. Sobre fogo baixo,esquente uma frigideira pequena untada com um pouco de óleo. Coloque ¼ de xícara da massa na frigideira. Quando as bordas estiverem cozidas e aparecendo bolhas no centro, vire a panqueca com cuidado. Quando estiver dourada está pronta.
5. Proceda desta forma com toda a massa.

Pão de Banana

- **Ingredientes**

4 bananas médias bem maduras amassadas em forma de purê
⅓ de xícara de óleo
1 xícara de açúcar mascavo claro
2 colheres (chá) de baunilha
½ xícara de leite
2 xícaras de farinha (uma proteica e outra de amido)[1]
1 colher (chá) de bicarbonato de sódio
2 ½ colheres (chá) de fermento em pó
½ colher (chá) de CMC (opcional)
1 colher (chá) de canela em pó

- **Modo de Fazer**

1. Unte e enfarinhe uma fôrma de pão média. Preaqueça o forno a 180°C.
2. Misture todos os ingredientes secos.

---

1 Farinhas proteicas: farinha de arroz, farinha de grão-de-bico, de quinoa, de trigo sarraceno, de sorgo, de painço são algumas opções.
Amidos: fécula de batata, de mandioca, de araruta, polvilho-doce.

3. Misture todos os ingredientes líquidos.
4. Junte as duas misturas e mexa até formar uma massa homogênea. Se ficar muito seca, acrescente mais leite vegetal, uma colher de cada vez. Se estiver muito mole, junte mais farinha, uma colher de cada vez.
5. Distribua a massa na fôrma e asse por cerca de uma hora, até que ao enfiar um palito no centro da forma este saia limpo.

Dica: Fica melhor quando aquecido na hora de servir.

Muffins de Maçã

- **Ingredientes**

1 xícara de farinha de trigo sarraceno (quinoa, sorgo, millet ou teff)
1 xícara de farinha de grão-de-bico (ou millet ou quinoa)
¾ de farinha de arroz branca ou integral
¾ de xícara de polvilho-doce ou outro amido
1½ colher (chá) de CMC ou goma xantana
2 colheres (chá) de fermento em pó
1 colher (chá) de sal marinho
1 xícara de leite vegetal
½ xícara de óleo
1¼ de xícara de xarope de agave ou mel
1½ xícara de purê de maçã
1 colher (sopa) de baunilha
1½ colher (chá) de canela em pó
2 xícaras de passas sem sementes (opcional)

- **Modo de Fazer**

1. Prepare as forminhas de *muffin* colocando as formas de papel. Preaqueça o forno a 180°C.
2. Misture todos os ingredientes secos.
3. Misture todos os ingredientes líquidos.

4. Junte as duas misturas e mexa até formar uma massa homogênea. Se ficar muito seca, acrescente mais leite vegetal, uma colher de cada vez. Se estiver muito mole, junte mais farinha, uma colher de cada vez.
5. Distribua a massa nas forminhas preenchendo ¾ da fôrma e asse, até que ao enfiar um palito no centro da forma este saia limpo.

Bolo Base

- **Ingredientes**

¾ de xícara de óleo
1½ copo de suco (abacaxi, laranja, maracujá, maçã, etc.)
1½ copo de açúcar
1 pitada de sal
2½ copos de farinha de arroz ou a mistura de farinhas que for possível
1 colher (sopa) + 1 colher (chá) de fermento

- **Modo de Fazer**

1. Unte e enfarinhe uma assadeira média. Preaqueça o forno a 180° C.
2. Bata na batedeira todos os ingredientes até formar uma massa homogênea.
3. Espalhe a massa na fôrma e asse até que ao enfiar um palito no meio este saia limpo.

Biscoitos *Thumbprint* com goiabada

- **Ingredientes**

½ xícara de gordura de palma
½ + 2 colheres (sopa) de açúcar
2 colheres (chá) de baunilha

½ xícara de amido (o tipo que for possível, araruta, fécula de batata, polvilho)
1 xícara de farinha de arroz
1 colher (chá) de fermento
1 pitada de sal
4 colheres de sopa de leite vegetal (até dar a liga)

- **Modo de Fazer**

1. Preaqueça o forno a 180°C e unte e forre com papel manteiga fôrmas rasas, do tipo fôrma para pizza
2. Bata a gordura de palma com o açúcar e a baunilha para formar um creme.
3. Adicione as farinhas e bata em velocidade baixa para misturar bem. Adicione o leite aos poucos, amassando a massa com as mãos até que ela esteja macia e soltando das mãos sem grudar.
4. Enrole os biscoitos nas mãos fazendo bolinhas do tamanho de brigadeiro e amasse o centro com o dedo polegar. Coloque um pedacinho de goiabada neste buraco e posicione os biscoitos na fôrma preparada, deixando espaço entre eles para crescerem.
5. Asse por aproximadamente 25 minutos ou até que estejam levemente dourados.

Bolinho de chocolate

- **Ingredientes**

1 pote de purê de maçã da Nestlé
1/4 de xícara de água
1/4 de xícara de óleo
1 colher (sobremesa) de baunilha
½ xícara de chocolate em pó
1 xícara de açúcar
1⅓ de xícara de farinha de arroz ou a farinha permitida

1 pitada de sal
1 colher (chá) de fermento

- **Modo de Fazer**

1. Preaqueça o forno a 180°C e prepare as forminhas de *muffins* com as fôrmas de papel.
2. Misture tudo com um fuê e coloque nas forminhas preparadas atingindo 1/3 da fôrma com a massa.
3. Asse até que ao enfiar um palito no centro este saia limpo.

Broas

- **Ingredientes**

1 xícara de farinha proteica (arroz, millet ou sorgo)
1 xícara de amido (polvilho, araruta ou fécula de batata)
1 colher (chá) de CMC
3 colheres (chá) de fermento
½ colher (chá) de sal
2 colheres (sopa) de açúcar
5 colheres (sopa) de óleo de palma gelado
¼ de xícara de purê de maçã
½ xícara de leite vegetal misturado com 1 colher (sopa) de suco de limão.

- **Modo de Fazer**

1. Preaqueça o forno a 180°C e unte e forre com papel manteiga fôrmas rasas, do tipo fôrma para pizza.
2. Misture todos os ingredientes secos com o fuê.
3. Junte a gordura de palma e misture com os dedos até formar uma farofa úmida. Junte a papinha de maçã e o leite vegetal com o suco de limão.

4. Misture amassando com as mãos até formar uma mistura homogênea.
5. Junte meia xícara de passas sem caroço, ou meia xícara de *cramberry* seca, ou gotas de chocolate.
6. Abra a massa com cerca de 5 cm de altura e corte com cortador de biscoitos com 5 cm de diâmetro.
7. Pincelar as broas com mel e levar ao forno para assar por 25 minutos ou até ficarem levemente dourados.

Rendimento: 14 broas.

Bolacha Salgada

- **Ingredientes**

2 xícaras de grão-de-bico cozido e escorrido ou feijão branco (pode ser o pré-cozido encontrado em supermercado)
½ xícara de gordura de palma
1 xícara de farinha de arroz
½ xícara de farinha de linhaça dourada
½ xícara de amido (polvilho, fécula de batata ou araruta)
2 colheres (chá) de sal
Complementos:
Sementes de gergelim, sementes de chia e ervas finas

- **Modo de Fazer**

1. Preaqueça o forno a 180°C e unte uma assadeira com óleo e cubra-a com papel manteiga.
2. Bata o grão-de-bico no processador para formar uma pasta. Adicione a gordura, bata de novo.
3. Adicione os ingredientes secos, bata até formar uma massa uniforme. Transfira para uma vasilha. Neste ponto, adicione o complemento que preferir, como as sementes de gergelim, por exemplo.

4. Enfarinhe levemente uma bancada com farinha de arroz, divida a massa em quatro partes. Abra cada uma com um rolo na espessura de mais ou menos meio centímetro. Corte os biscoitos com cortador apropriado.
5. Transfira-os para a fôrma untada, fure com o garfo e leve ao forno por 45 minutos. Vire as assadeiras de trás para frente na metade do tempo para as bolachas assarem por igual.

Massa de Pizza

- **Ingredientes**

1 xícara de água morna
1 colher (sopa) de farinha de linhaça
2 ½ colheres (chá) de fermento biológico seco
2 colheres (chá) de açúcar
¾ de xícara de farinha de arroz
¾ de xícara de polvilho
¼ de xícara de farinha de quinoa
¼ de xícara de farinha de grão-de-bico
2 colheres (sopa) de farinha de amêndoas opcional
2 colheres (chá) de CMC
1 colher (chá) de sal
2 colheres (sopa) de óleo
1 colher (chá) de vinagre de maçã.

- **Modo de Fazer**

1. Misture a água morna, com o fermento, o açúcar e a linhaça. Deixe fermentar e crescer.
2. Misture os ingredientes secos.
3. Adicione o óleo e o vinagre à mistura de fermento.
4. Junte o líquido aos secos e bata com a batedeira em velocidade máxima por 5 minutos.

5. Estique a massa em duas fôrmas médias com a ajuda da mão untada de óleo.
6. Fure a massa com um garfo e deixe crescer por 20 minutos.
7. Asse por 10 minutos, coloque o recheio e asse por mais 10 ou 15 minutos.

Cupcake de coco

Massa

- **Ingredientes**

2 xícaras (chá) de farinha de arroz ou creme de arroz ou uma xícara de farinha proteica e uma xícara de amido
½ xícara (chá) de óleo de girassol
3 colheres (chá) de fermento químico em pó
½ colher (chá) de sal
¾ de xícara de açúcar
1 xícara (chá) de leite de coco

- **Modo de Fazer**

1. Cubra as forminhas de *muffin* com forminhas de papel e preaqueça o forno a 180°C.
2. Coloque todos os ingredientes da massa em uma vasilha. Bata em velocidade média até formar uma massa uniforme.
3. Distribua a massa em 10 forminhas de *muffin*. Asse até que ao enfiar um palito no meio este saia limpo.

Cobertura de Beijinho

- **Ingredientes**

3 xícaras (chá) de leite de coco
1½ xícara de coco ralado úmido

1 xícara (chá) de açúcar demerara
1 colher (sopa) de fécula de batata

- **Modo de Fazer**

1. Reserve ½ xícara (chá) de leite de coco e o amido
2. Leve ao fogo os demais ingredientes e, após levantar fervura, continue a mexer até começar a desgrudar do fundo da panela.
3. Dissolva o amido no leite de coco reservado anteriormente e acrescente ao creme.
4. Mexa sem parar até formar a consistência de mousse.
5. Leve à geladeira e aguarde por 1 hora.
6. Coloque a cobertura em um saco de confeiteiro. Cubra os *cupcakes* com uma quantidade generosa e salpique coco.

Choco Chip Cookie Chewy

- **Ingredientes**

1½ xícara de mistura de farinha sem glúten (2 xícaras de farinha de arroz integral, ⅔ de xícara de fécula de batata, ⅓ de xícara de polvilho doce ou fécula de mandioca)
1½ colheres (sopa) de cacau em pó. Pode substituir por alfarroba e talvez tenha que aumentar a quantidade
½ colher (chá) de CMC
½ colher (chá) de bicarbonato de sódio
1 colher (chá) de cremor de tártaro
1 pitada de sal
⅓ xícara de óleo de girassol
⅓ xícara de leite de vegetal
2 colheres (chá) de extrato de baunilha
¾ de xícara de açúcar demerara
½ xícara de gotas de chocolate sem glúten e sem leite

- **Modo de Fazer**

1. Antes de começar a separar os ingredientes, preaqueça o forno a 180°C. Para biscoitos, o forno precisa estar bem quente. Posicione a grade no centro do forno.
2. Forre duas assadeiras médias com papel manteiga.
3. Com um batedor de ovos, misture todos os ingredientes secos em uma vasilha.
4. Em outra vasilha média, com a batedeira em velocidade média bata o óleo com o leite vegetal por alguns segundos. Adicione o açúcar e a baunilha e bata por mais alguns segundos. Junte os ingredientes secos e bata em velocidade baixa até formar uma massa homogênea. Raspe as laterais da vasilha com uma colher e misture as gotas de chocolate.
5. Modele os biscoitos utilizando uma colher de sobremesa como medida. Faça bolinhas e achate-as levemente. Devem sobrar gotinhas de chocolate na vasilha, arrume-as sobre os biscoitos.
6. Leve uma assadeira de cada vez ao forno e asse os biscoitos por meia hora, virando a assadeira de trás para frente após 15 minutos. Deixe os biscoitos esfriarem por 5 minutos e transfira-os para uma grade para esfriarem completamente. Guarde em um pote de vidro bem fechado.

Rendimento: 36 *cookies*.

Pão Básico

- **Ingredientes**

⅓ de xícara de água mineral e 1 colher (sopa) de linhaça, misture e reserve
½ xícara de óleo
1 colher (chá) de emulsificante emustab
3 colheres (sopa) de óleo de canola ou girassol
2 xícaras da mistura de farinha sem glúten (2 xícaras de farinha de arroz, ⅔ xícara fécula de batata, ⅓ de xícara de polvilho doce)

1½ colher (chá) de CMC
½ colher (chá) de sal
1 colher (chá) de gelatina em pó incolor e sem sabor
1½ colheres (sopa) de açúcar demerara
2 colheres (chá) de fermento biológico seco ou 1 pacotinho inteiro
1¼ xícara de água morna tolerável ao toque

- **Modo de Fazer**

1. Coloque a mistura de linhaça no liquidificador e bata até moer bem.
2. Transfira a linhaça batida para uma vasilha. Adicione o óleo e o emustab. Bata com a batedeira em velocidade média para incorporar e formar uma mistura homogênea. Essa é a mistura que vai substituir os ovos.
3. Unte e enfarinhe uma fôrma para pão pequena.
4. Misture todos os ingredientes secos na vasilha grande da batedeira.
5. Junte a água e a mistura substituta de ovos, bata apenas para incorporar. Aumente a velocidade da batedeira e bata por cinco minutos para sovar a massa.
6. Transfira esta massa para a fôrma preparada e deixe-a descansando em local fechado e abafado até chegar ao topo da fôrma, este tempo varia mito, precisa ficar de olho.
7. Enquanto isso preaqueça o forno a 180°C.
8. Asse o pão por 30 a 40 minutos, desenforme sobre uma grade e deixe-o esfriar antes de cortar ou congelar.

Muffin Tropical

- **Ingredientes**

¼ xícara de abacaxi em compota triturado (triturar as fatias levemente no liquidificador ou processador de forma que ainda fiquem pequenos pedaços)
⅔ de xícara de mel

¾ de xícara de farelo de arroz (à venda na internet)
½ colher (chá) de baunilha
¼ de xícara de passas, *gojiberry* ou *cramberry* opcional
¼ de xícara de óleo
½ colher (chá) de canela em pó
1 xícara de farinha de arroz ou a farinha permitida
1 colher (chá) de fermento
¼ de colher (chá) de sal marinho ou sal do Himalaia
½ cenoura ou maçã ralada
⅔ de xícara de suco de abacaxi ou laranja

- **Modo de Fazer**

1. Preaqueça o forno a 180°C e prepare as forminhas de *muffin*.
2. Misture os ingredientes líquidos com as frutas e o farelo de arroz. Deixe descansar por 10 minutos.
3. Misture os ingredientes secos.
4. Junte as duas misturas e mexa bem para formar uma massa homogênea.
5. Distribua nas forminhas de *muffin* preparadas atingindo ⅔ da fôrma ou até atingir um dedo da borda.
6. Asse até que ao enfiar um palito no centro na fôrma este saia limpo.

Muffins Nutritivos

- **Ingredientes**

¼ de xícara de açúcar demerara
⅓ de xícara de açúcar mascavo
½ xícara de óleo
1 xícara de abóbora amassada ou batata-doce bem amassada
1½ xícara de farinha de arroz ou a farinha permitida
1 colher (chá) de bicarbonato de sódio
1 colher (chá) de fermento em pó

1 pitada de sal
1 pitada de gengibre
½ colher (chá) de canela em pó
½ xícara de *cramberry* ou passas (opcional)
2 colheres (sopa) de sementes de abóbora sem casca

- **Modo de Fazer**

1. Preaqueça o forno a 180°C e prepare as forminhas de *muffin*.
2. Com uma batedeira, bata os açúcares com o óleo e a abóbora. Adicione os outros ingredientes exceto as passas e as sementes e bata até obter uma massa homogênea. Adicione as passas e as sementes, misture bem.
3. Distribua a massa nas forminhas de *muffin* preparadas até atingir um dedo da borda da forma.
4. Asse os *muffins* até que ao enfiar um palito no centro na forma este saia limpo.

Pudim de Pão Diferente

- **Ingredientes**

5 fatias de pão dormido sem glúten e sem ovos (o pão branco da Schar não leva ovos) cortado em cubos
1 xícara de leite vegetal
½ xícara de purê de maçã
½ xícara de farinha de linhaça
¼ de xícara de araruta ou polvilho doce
2 colheres (chá) de óleo
½ xícara de açúcar demerara
2 colheres (chá) de baunilha
2 colheres (chá) de canela em pó
½ xícara de passas sem caroço
1 maçã cortada em cubinhos

- **Modo de Fazer**

1. Preaqueça o forno a 180°C.
2. Misture todos os ingredientes exceto as maçãs e as passas.
3. Unte uma fôrma refratária quadrada (20x20 cm) com óleo vegetal. Espalhe os pedaços de pão sobre a fôrma e por cima coloque os pedaços de maça e as passas. Distribua cuidadosamente a mistura dos outros ingredientes por cima.
4. Leve a fôrma ao forno coberta com papel alumínio e asse por 35 minutos ou até que o centro esteja firme.
5. Deixe esfriar por cerca de 10 minutos antes de servir. Se preferir, coloque um pouquinho mais de açúcar com canela para servir.

Cookies de Aveia

- **Ingredientes**

½ xícara de açúcar demerara
½ xícara de açúcar mascavo
2 colheres (sopa) de leite vegetal
1 xícara de óleo/gordura de palma
1 colher (sopa) de baunilha
1⅔ de xícara de farinha de arroz ou a que puder ser usada
1⅓ de xícara de aveia sem glúten (marcas Monama e Bob's Red Mill à venda na internet), pode ser substituída por flocos de quinoa
1 colher (chá) de bicarbonato de sódio
1 colher (chá) de fermento
½ colher (chá) de sal
1 xícara de gotas de chocolate (da marca Mavalério ou uma barra de chocolate permitido, sem glúten sem leite e sem soja, cortada em cubinhos)

- **Modo de Fazer**

1. Preaqueça o forno a 180°C e prepare as assadeiras untando-as e cobrindo-as com papel-manteiga.

2. Com uma batedeira, bata os açúcares com a gordura, o leite vegetal e a baunilha até formar um creme.
3. Adicione os outros ingredientes, exceto o chocolate e bata para formar uma massa homogênea. Adicione o chocolate e misture.
4. Com uma colher de chá, pegue porções da massa, faça bolinhas com as mãos, achate-as e posicione-as na fôrma, deixando espaço entre os biscoitos para eles crescerem.

5º Asse até que estejam levemente dourados e macios no centro. Retire-os do forno e deixe-os esfriar sobre uma grade.

Biscoitinhos

- **Ingredientes**

½ xícara de purê de maçã
1½ xícara de açúcar demerara
2 colheres (chá) de baunilha
½ xícara de gordura/óleo de palma
1 pitada de sal
½ colher (chá) de bicarbonato de sódio
½ colher (chá) de cremor de tártaro
1½ xícara de farinha de arroz ou a que for possível
2 xícaras de polvilho ou o amido permitido
¼ de xícara de farinha de linhaça

- **Modo de Fazer**

1. Preaqueça o forno a 180°C e prepare as assadeiras untando-as e cobrindo-as com papel-manteiga.
2. Com uma batedeira, bata o açúcar com a gordura, o purê de maçã e a baunilha até formar um creme. Adicione os outros ingredientes e bata em velocidade baixa até formar uma massa homogênea.
3. Com uma colher de chá, pegue porções da massa, faça bolinhas com as mãos, posicione-as na fôrma, deixando espaço entre os bis-

coitos para eles crescerem e achate-as com um garfo para decorar o biscoito.

4. Asse até que estejam levemente dourados e firmes. Retire-os do forno e deixe-os esfriar sobre uma grade.

Crackers Integrais de Mel

- **Ingredientes**

¾ de xícara de açúcar mascavo claro
¾ de xícara de gordura/óleo de palma
⅓ de xícara de mel
2 colheres (chá) de baunilha
1½ xícara de farinha de arroz ou a que for possível
½ xícara de farelo de arroz (à venda na internet)
1 xícara de farinha de linhaça
1 colher (chá) de fermento
½ colher (chá) de sal
1 colher (chá) de canela em pó
3 colheres (sopa) de leite vegetal ou o quanto baste para formar uma massa macia
Farinha extra para polvilhar a bancada.

- **Modo de Fazer**

1. Preaqueça o forno a 180°C e prepare as assadeiras untando-as e cobrindo-as com papel-manteiga.
2. Com uma batedeira, bata o açúcar com a gordura, o mel e a baunilha até formar um creme. Adicione os outros ingredientes e bata em velocidade baixa até formar uma massa homogênea, adicionando o leite vegetal aos poucos até dar o ponto macio e que não grude nas mãos.
3. Divida a massa em quatro partes. Se estiver difícil de trabalhá-la, coloque-a na geladeira por meia hora ou até que esteja mais firme.

4. Enfarinhe uma bancada limpa e abra a massa com um rolo, enfarinhando-a também por cima para o rolo deslizar facilmente. Corte os biscoitos com um cortador quadrado ou redondo, transfira para as fôrmas preparadas e fure-os com um garfo.
5. Asse até que estejam levemente dourados e firmes. Retire-os do forno e deixe-os esfriar sobre uma grade.

Bolo de Cenoura Diferente

- **Ingredientes**

1 xícara de açúcar demerara
¼ de xícara de óleo
½ xícara de farinha de linhaça
1 colher (chá) de baunilha
2 xícaras de farinha de arroz ou a que for possível
2 colheres (chá) de fermento
1 colher (chá) de bicarbonato
1 colher (chá) de canela em pó
1 colher (chá) de gengibre
2 xícaras de cenoura ralada ou de abobrinha
1 xícara de abacaxi em calda triturado em pedaços pequenos

- **Modo de Fazer**

1. Preaqueça o forno a 180°C e unte e enfarinhe uma assadeira pequena.
2. Em uma batedeira bata em velocidade baixa o açúcar com o óleo, a farinha de linhaça e a baunilha. Adicione os outros ingredientes, exceto a cenoura e o abacaxi e bata para formar uma mistura homogênea. Adicione a cenoura e o abacaxi, misture bem.
3. Asse por 40 minutos ou até que ao enfiar um palito no centro do bolo este saia limpo.

Arroz Doce com Maçã

- **Ingredientes**

3 xícaras de leite vegetal
2 xícaras de água
1 xícara de arroz integral
1 colher (chá) de baunilha
1 colher (chá) de canela em pó
1 pitada de sal
⅔ de xícara de açúcar mascavo claro
1½ xícara de maçã cortada em cubinhos (2 maçãs)
½ xícara de passas opcional

- **Modo de Fazer**

1. No fogo baixo, em uma panela média, adicione 2 xícaras de leite vegetal, a água, o arroz, a baunilha, a canela, o sal e o açúcar. Cozinhe por 20 minutos mexendo de vez em quando ou até que a maior parte do líquido tenha sido absorvida.
2. Quando a maior parte do líquido for sido absorvida, adicione os cubinhos de maçã. Cozinhe por mais 10 minutos. Adicione o restante do leite vegetal e cozinhe até que o líquido tenha novamente sido absorvido e o arroz esteja cremoso. Adicione as passas se preferir. Sirva morno ou frio.

Rosquinhas Fritas

- **Ingredientes**

¼ de xícara de farinha de linhaça
⅔ de xícara de leite vegetal
2 colheres (sopa) de óleo vegetal
¼ de xícara de açúcar refinado
⅓ de xícara de polvilho ou outro amido

1⅔ de xícara de farinha de arroz ou a farinha possível
1 colher (chá) de sal
1 colher (sopa) de fermento em pó
½ colher (chá) de canela em pó
1 xícara de maçã picadinha ou de banana
Óleo vegetal para fritar
Açúcar com canela para polvilhar

- **Modo de Fazer**

1. Em uma vasilha misture todos os ingredientes da massa, exceto a maçã (ou banana). Misture bem até formar uma massa homogênea. Adicione a fruta e misture bem.
2. Faça rosquinhas modelando com as mãos. Pode fazer como bolinho-de-chuva também, deixando a massa mais molinha.
3. Frite em óleo quente, escorra em papel toalha e polvilhe o açúcar com canela antes de servir. Sirva quente ou morno.

Brownie de Alfarroba

- **Ingredientes**

½ xícara de óleo
¾ de xícara de farinha de grão-de-bico ou outra farinha proteica
¼ de xícara de fécula de batata ou outro amido
¼ de xícara de araruta ou outro amido
½ xícara de açúcar mascavo claro
½ xícara de açúcar demerara
1 colher (sopa) de fermento
½ colher (chá) de CMC
⅓ de xícara de alfarroba
½ xícara de purê de maçã
1 colher (sopa) de baunilha

½ xícara de café coado ou água quente
1 xícara de gotas de chocolate (marca Mavalério)

- **Modo de Fazer**

1. Preaqueça o forno a 180°C, unte e enfarinhe uma fôrma quadrada para *brownies* ou uma assadeira retangular pequena.
2. Misture todos os ingredientes secos numa vasilha e todos os ingredientes líquidos em outra, exceto o café ou água quente. Junte a mistura seca na mistura líquida e mexa bem para formar uma massa uniforme. Adicione o café quente e mexa bem para uniformizar. Adicione as gotas de chocolate.
3. Distribua a massa na fôrma preparada e asse até que ao enfiar um palito no centro da fôrma este saia limpo.

Muffins de Canela

- **Ingredientes**

½ xícara de fécula de batata ou outro amido
½ xícara de farinha proteica (grão-de-bico, arroz, millet, quinoa, sorgo)
¼ de xícara de farinha de linhaça
2 colheres (chá) de canela
½ colher (chá) de bicarbonato
½ xícara de açúcar demerara
3 colheres (chá) de purê de maçã + 2 colheres (chá) de fermento + 2 colheres (chá) de água morna (substituto do ovo que deve ser preparado só na hora de adicionar à massa)
½ xícara de óleo
1 colher (sopa) de baunilha
¼ de xícara de leite vegetal
½ xícara de passas opcional

- **Modo de Fazer**

1. Preaqueça o forno a 180°C e prepare as forminhas de *muffin*.
2. Misture em uma vasilha todos os ingredientes secos.
3. Em outra vasilha misture todos os ingredientes líquidos. Junte os secos na mistura líquida, mexa bem, junte o substituto dos ovos, mexa bem para formar uma massa uniforme.
4. Distribua a massa nas forminhas até atingir um dedo da borda. Asse até que ao enfiar um palito no meio este saia limpo.

Bolo de Laranja com *Cramberry*

- **Ingredientes**

¾ de xícara de araruta ou outro amido permitido
1¼ de xícara de farinha de arroz ou outra farinha permitida
2 colheres (chá) de fermento
½ colher (chá) de sal
¼ de xícara de óleo
1¼ de xícara de açúcar demerara
1 ovo de linhaça [1 colher (sopa) de farinha de linhaça + 3 colheres (sopa) de água]
1 colher (chá) de CMC
1 colher (chá) de baunilha
¾ de xícara de suco de laranja
½ xícara de leite de coco ou outro leite vegetal
1 xícara de *cramberry* + ½ xícara de nozes (opcional)

- **Modo de Fazer**

1. Preaqueça o forno a 180°C, unte e enfarinhe uma fôrma de pão pequena.
2. Misture em uma vasilha todos os ingredientes secos.

3. Em outra vasilha misture todos os ingredientes líquidos. Junte os secos na mistura líquida, mexa bem, junte o substituto dos ovos, mexa bem para formar uma massa uniforme.
4. Coloque a massa na fôrma. Asse em forno médio até que ao enfiar um palito no meio este saia limpo.

Nhoque de Abóbora

- **Ingredientes**

1 xícara de abóbora amassada
2 xícaras de batata amassada
2 colheres (chá) de sal
Temperos a gosto
1 colher (sopa) de farinha de linhaça + de xícara de água
3 colheres (sopa) de óleo
Partes iguais da farinha permitida qualquer e de um amido qualquer. Adicione aos poucos até atingir o ponto necessário

- **Modo de Fazer**

1. Em uma vasilha grande misture todos os ingredientes e vá adicionando aos poucos a farinha em quantidade necessária para a massa ficar macia sem grudar nas mãos.
2. Enfarinhe uma bancada e trabalhe a massa fazendo rolinhos. Corte os nhoques, reserve.
3. Coloque água em uma panela grande para ferver. Vá colocando os nhoques aos poucos na água e assim que boiarem retire-os com uma escumadeira, transferindo-os para um pirex. Cubra com o molho de preferência e sirva quente.

Foccacia

- **Ingredientes**

¾ de xícara de farinha de arroz ou outra farinha permitida
¾ de xícara de amido qualquer permitido
1 colher (chá) de CMC
½ colher (chá) de sal
1 colher (sopa) de açúcar
1 envelope de fermento biológico instantâneo
1 colher (chá) de óleo
½ a ⅔ de xícara de água morna

- **Modo de Fazer**

1. Unte e enfarinhe uma fôrma redonda de 20 cm de diâmetro.
2. Misture os ingredientes secos em uma vasilha média.
3. Coloque o fermento na água morna junto com o açúcar. Deixe levedar e formar uma espuma densa. Junte o óleo aos ingredientes secos. Bata com a batedeira em velocidade baixa para misturar. Aumente para velocidade máxima e bata por 3 minutos para sovar a massa.
4. Espalhe a massa na fôrma e deixe-a descansar em local seco e abafado até dobrar de volume (pode ser dentro do forno micro-ondas).
5. Enquanto isso preaqueça o forno a 205°C e, quando a massa tiver dobrado de volume, regue-a com azeite e pincele. Salpique sal grosso e alecrim seco. Leve para assar por 20 minutos ou até que esteja dourada e assada.

Produtos Alimentícios e seus Fabricantes

Leites

Os leites mais balanceados em termos de nutrientes são: Isomil, Aptamil Soja 1 e 2 e NAN Soy. O Isomil é o ideal por não conter oleína de palma e ter acréscimo ideal de cálcio.

Muitas pessoas dizem que não podem dar esses leites aos seus filhos por estar escrito na lata que é recomendado para crianças com até 1 ano de idade. Não há problema em usar para crianças maiores e adultos. Esta recomendação se deve ao fato de haver leites apenas para bebês com até 6 meses de idade e também porque o aleitamento exclusivo não é recomendado após 1 ano de idade.

Opções de leites baratos e com bom nível nutricional são o Supra Soy Sem Lactose e o Soymilke Ômega Natural ou com sabores morango, banana e chocolate. (Não se deve usar Novomilke, pois ele é mistura de leite de vaca e de soja.)

Ades, Elegê Soja e Naturis Soja da Batavo podem ser usados em receitas esporadicamente, pois não contém acréscimo de cálcio. São bons para bolos e também para fazer iogurte com eles. Os sucos Ades e o Leitinho Achocolatado são uma boa opção para o lanche escolar.

Há também iogurte Ades e Naturis Soja com pedaços de fruta. A Naturis Soja também fabrica o flan de chocolate. Outros iogurtes muito bons são: O Alpha Soy (que contém probióticos e resveratrol) e o Yosoy da Ecobrás.

Não compre produtos que na embalagem venha escrito contém leite em pó, soro de leite, caseína ou caseinato.

Leite condensado de soja e doce de leite de soja em latinha Soymilke são excelentes para cobertura de bolos. São da marca Olvebra.

Creme de Leite

Sollys da Nestlé e Naturis Soja da Batavo.

Fabricantes

- Nestlé (www.nestle.com.br) Atendimento ao consumidor: 0800-7702411.
- Olvebra Industrial S.A. (www.olvebra.com.br) Br116, km 287 - Eldorado do Sul (RS) - Telefone (51) 3499-9000.
- Batavo (www.batavo.com.br) Atendimento ao consumidor: 0800-7281234.
- Nutraceutica Ind. Com. (do Alpha Soy) - Av Bortolan 1350 - Limeira (SP) CEP 13483-132. Atendimento ao consumidor: (19) 3446-1292/8175-2528.
- Ecobrás (www.ecobras.com.br) Telefone (21) 2178-4078.

Chegou há pouco tempo no Brasil um leite de arroz orgânico italiano muito bom para o consumo de nossas crianças. Sendo uma boa alternativa de leite vegetal para os que precisam ou querem evitar a soja. Nas versões: enriquecido com cálcio, com ômega 3, com amêndoas e avelãs. Esses leites são das marcas La Finestra e Isola Bio e são comercializados pela SIM Alimentos (www.simalimentos.com.br), telefone: (11) 3021-5005 e-mail: contato@simalimentos.com.br.

Em São Paulo são encontrados na rede Pão de Açúcar. No Rio, estão disponíveis por enquanto somente em algumas lojas de produtos naturais.

Essa empresa também comercializa creme de leite de arroz, sobremesas, sucos e bolachas orgânicas, sem açúcar e sem glúten.

Uma opção nacional de leite de arroz é o Bio Rice, encontrado em lojas de produtos naturais e pela internet (www.vitalwell.com.br).

Achocolatados

Não use Nescau, pois contém glúten. Observe bem os rótulos. Um bom substituto de achocolatado é o Achocollato da marca 3 Corações (www.3coracoes.com.br).

Pode-se usar cacau em pó da Nestlé para bolos. Também ficam bons com Chocolate em Pó Solúvel da marca Carrefour, Nestlé ou Garoto. Outra boa opção para bolos e para usar no leite é o Palate Chocolate da marca Paladar, telefone: (11) 45372542 - e-mail: sac.paladar@cba.com.br.

Um substituto tanto para os achocolatados como para o chocolate ou cacau em pó ou em barra é a alfarroba, encontrada em lojas de produtos naturais.

Chocolates

As barrinhas de chocolate da Chocosoy são muito gostosas, especialmente as com crispis de arroz. São da marca Olvebra.

O chocolate da Tri-Gostoso não possui açúcar, lactose e glúten. O chocolife é sem açúcar e feito com chocolate orgânico. Há também as barrinhas de chocolate orgânico Ouro Moreno. O Toblerone meio amargo com crocante e mel não contém glúten.

Em alguns supermercados também podem ser encontrados chocolates importados meio amargo orgânico da marca Cassino Bio.

A rede de lojas Cacau Show também vende barras de chocolate meio amargo orgânico e sem glúten.

Para utilização de chocolate em barra em maiores quantidades além de ser uma opção mais econômica, pode ser utilizado o chocolate Melken meio amargo em barra de 1 kg. Esse chocolate é produzido pela empresa Harald. Para a utilização em coberturas de bolos, doces e bombons pode-se utilizar o chocolate meio amargo em barra Confeiteiro produzido pela mesma empresa.

- Harald Alimentos (www.harald.com.br) Central de atendimento ao consumidor: São Paulo: (11) 4156-9002 outras localidades: 0800-177101.
- CarobHouse Comércio Ltda. (www.carobhouse.com) Telefone: (41) 3018-9067.
- Chocolife (sac@chocolife.com.br) - Rua Anita Garibaldi 500/605 - Porto Alegre (RS).
- Tri-Gostoso (41) 3338-9584

Pães, Bolos, Biscoitos e Macarrão

A Marilis de São Paulo produz biscoitos e pães sem glúten e alguns sem leite. Veja em http://www.semgluten.com.br. Outra boa padaria sem glúten no Rio de Janeiro é a Vida Sem Glúten. As encomendas são feitas por telefone: (21) 2491-5020 e (21) 8222-9511 ou internet www.vidasemgluten.com.br.

Nas lojas Mundo Verde, você poderá encontrar biscoitos sem glúten, principalmente os da marca Goodcookies sem glúten, que também faz *brownies* de chocolate.

A Vitao produz salgadinhos, snacks integrais, tipo o Cheeto's assados, sem glúten, glutamato monossódico e corantes.

O macarrão de arroz Bifum pode ser encontrado em lojas de produtos japoneses. Outro macarrão melhor ainda é o espaguete da marca Blue Ville que pode ser encontrado em algumas lojas Mundo Verde e na Marilis. Há também o espaguete da marca Casarão, encontrado em lojas de produtos naturais e macarrão da marca Urbano, parafuso e penne, todos são de arroz. Também há o macarrão de quinua da empresa Quinua Real. Essa mesma empresa fornece *cookies* de baunilha e chocolate, barrinhas de cereais e granola sem glúten.

- Quinua Real (www.quinuareal.com.br) Tel: (11) 3081-8523 e 3063-4007
- Urbano Agroindustrial Ltda. (www.urbano.com.br) Atendimento ao consumidor: 0300-475051
- Casarão (www.sdf.com.br/casarao.swf) Atendimento ao consumidor: 0800-7092080

Os biscoitos de polvilho que são vendidos em supermercados também são bons, mas lembre-se de verificar os rótulos, pois vários contêm soro de leite. Os da marca CBA não contêm leite, mas lembre-se de não comprar o de sabor queijo. O biscoito CRAC ZERO de polvilho, do pacote azul e dourado não contém glúten nem leite. Biscoitos tipo *cookies* de Quinua Real da Uyuni. Em mercados e lojas de produtos naturais. O único cereal matinal da Kellogg´s que não contém glúten é o Choco Krispis de chocolate. O cereal Super Balls da Superbom também não possui glúten. As barrinhas de arroz caramelizado da marca Okoshi e Miyako são boas para lanchinhos rápidos.

- Superbom
Atendimento ao consumidor: 08008885555 E-mail: sac@superbom.com.br
- Goodsoy
Uberaba (MG)
Telefone (34) 3318-1500
E-mail: falecom@goodsoy.com.br
- Santalucia S.A. (macarrão Blue Ville) Av Surubiju, 1188 Alphaville - Barueri (SP) Telefones: (11) 4208-7000 e (51) 3692-9000
- Miyako (www.sidchen.com.br)

- Okoshi
  Telefone: (11) 2941-8488 E-mail: hikage@uol.com.br
- Sósoja (www.sosoja.com.br)

Pasta de Amendoim

A Grão Natura fornece pastas de amendoim totalmente naturais e sem aditivos. Há também as versões com açúcar mascavo e chocolate. A empresa fornece também alfarroba em pó. Esses produtos podem ser comprados on-line no site www.guiavegano.com.br ou faça contato com a empresa para disponibilidade em sua cidade.

- Grão Natura (www.graonatura.com.br) Telefones: (48) 3063-0200 / 3063-0204 ou (48) 8413-2092 / 8413-4927

Endereços Úteis

Rio de Janeiro

Casa Pedro: Mercearia de produtos variados (www.casaspedro.com.br)
Tem vários endereços na cidade.
Televendas: (21) 3861-9040

Fontes – Mercearia de produtos naturais (www.fontesipanema.com.br)
Rua Visconde de Pirajá, 605
Telefone: (21) 2512-5900

Via Verde – Produtos Naturais
Rua Voluntários da Pátria, 278
Tel: (21) 3239-0318/3239-0320

Prãna – Produtos Naturais
Av. das Américas 4666, loja 141 – Mercado da Praça XV – Barra Shopping
Telefone: (21) 2431-9047

Carioca Zen – Produtos Naturais (www.cariocazen.com.br)
Telefone: (21) 2286-4786

Empório Natural – Produtos Naturais
Rua Conselheiro Galvão, 96 – galeria K, loja 213 – Mercadão de Madureira
Telefone: (21) 3355-9206
Av. Santa Cruz, 4155 – Bangu
Telefone: (21) 2401-1447

Beto Bazar – Fôrmas, cortadores e utensílios para cozinha
Av. Ministro Edgar Romero, 239 – galeria K, loja 216 – Mercadão de Madureira
Telefone: (21) 3355-8919 / 3355-8918

Topfhaus – Fôrmas, cortadores e utensílios para cozinha
Av. Tomé de Souza, 124 – loja C – Saara, Centro
Telefone: (21) 2242-2640

São Paulo

Casa do arroz integral
Av. Mercúrio, 86 – Brás – São Paulo/SP
Telefones: (11) 3311-7877 ou (11) 3313-2053
A loja dispõe de uma infinidade de produtos vendidos por quilo.

Mercado Municipal de São Paulo (www.mercadomunicipal.com.br)
Rua da Cantareira, 306 – Parque Dom Pedro
Telefone: (11) 3313-1326
Maior centro comercial varejista de alimentos do mundo, o Mercado Municipal de São Paulo, ou Mercadão, como é carinhosamente chamado, é uma espécie de meca dos *gourmets* paulistanos. Fecha no último domingo de cada mês.

Casa de Saron (www.casadesaron.com.br)
Av. Mercúrio, 146, Brás
Telefones: (11) 3313-8067 e (11) 3229-7864

Cerealista Helena (www.cerealistahelena.com.br)
Rua Santa Rosa, 141 e 149 - Brás
Telefone: (11) 3227-6767
Especialista em produtos orgânicos, naturais, integrais, diet e light.

Mercado Kinjo Yamato
Rua da Cantareira, 377 - Parque Dom Pedro

Porto Alegre

Mercado Público
Largo Glênio Peres, s/nº - Centro

Feira Ecológica da Redenção
Avenida José Bonifácio, s/nº - Parque Farroupilha.
Aberta em 1989, a feira reúne 130 bancas de pequenos produtores de cooperativas de todo o estado. São oferecidos: verduras, legumes, frutas, cereais, conservas entre outros produtos.

Ponto das Padarias
Avenida Sertório, 1115 - Navegantes
Telefone: (51) 3343-9536
Oferece confeitos, condimentos, frutas secas e ingredientes para a fabricação de doces, além de acessórios, como fôrmas de todos os tipos e tamanhos, e máquinas profissionais. Os preços costumam estar bem abaixo dos encontrados nos supermercados.

Onde Encontrar

Produtos orgânicos

Viapaxbio Orgânicos (www.viapaxbio.com.br)
Fone: (47) 3818-0121 – Joinville (SC)

Farinha de arroz integral
farinha de mandioca
Fubá
Açúcar cristal e mascavo
Grãos de soja
Arroz e feijão
Polpa de goiaba e de tomate sem adição de açúcar
Farinha de arroz

Volkmann Alimentos (www.volkmann.com.br)
Fone: (51) 3869-1969 – Camaquã (RS)
Farinha de arroz integral
Farelo de arroz

Cultivar Brasil (cultivar@connection.com.br)

Açúcar mascavo e demerara
Fubá
Fécula de mandioca (polvilho)
Produtos de mandioca

Loanda Fecularia (www.fecularialoanda.com.br)

Sítio do Moinho (www.sitiodomoinho.com.br)

Amêndoas
Castanhas
Passas
Néctar de agave

Fone: (24) 2291-9171 - Itaipava (SP)
Negociar preços e embalagens especiais para a fabricação dos produtos. Também há outras variedades de orgânicos no site.

Cremes de frutas orgânicas:

Biodaterra (www.nrindustrial.com.br)
Fone: (47) 3275-2141 - Joinville (SC)

A empresa fornece cremes de banana e maçã orgânicos sem açúcar e aditivos que podem ser utilizados na fabricação de receitas, em sorvetes, sucos e como geleia. Tem também uma deliciosa bananada cremosa sem açúcar. Faz venda direta ao consumidor. Essa mesma empresa produz barrinhas de cereais feitas com banana orgânica.

Leite de arroz, creme de leite de arroz, sobremesas e outros produtos orgânicos:

Sim Alimentos (www.simalimentos.com.br)
Fone: (11) 3021-5005 - São Paulo (SP)

Produtos encontrados em boas lojas de produtos naturais e, em São Paulo, na rede Pão de Açúcar.

Materiais para culinária

Produtos de confeitaria:

Grades para esfriar pães e biscoitos, CMC, baunilha incolor e outros produtos.

- Barra Doce (www.barradoce.com.br)
  Fone: (11) 5543-6652 / (11) 5533-3560 - São Paulo (SP)
- Celebrate (www.cebrate.com.br)
  Fones: (21) 3327-1510 Rio de Janeiro e 4002-2626 demais cidades
- Boloarte (www.boloarte.com.br)
  Fones: (21) 2571-1242 Rio de Janeiro e (11) 2317-9231 São Paulo
- Trem da Alegria (www.tremdaalegria.com.br)
  Fone: (11) 2917-2568 - São Paulo (SP)

Fôrmas para pães e bolos:

- CIMAPI Ind. e Comércio Ltda. (www.cimapi.com.br)
  Fone: (11) 4441-6766 - São Paulo (SP)

Referências Bibliográficas

Livros

Compart, Pamela J. e Laake Dana. *The Kid-friendly ADHD and Autism Cookbook*. Massachusetts: Fair Wind Press, 2006.

McBride, Natasha Campbell . *Gut and Psychology Syndrome*. Medinform Publishing, 2004

Lord, Susan. *Getting your children on a Gluten-free Casein-free diet*.

Póvoa, Helion. *O cérebro desconhecido*. Rio de Janeiro: Objetiva, 2002.

Wenna, Gracia. *Delícias sem açúcar*. Rio de Janeiro: Record, 1995.

Seinfeld, Jessica. *Deliciosos e disfarçados*. Rio de Janeiro: Ediouro, 2008.

Barbone, Elisabeth. *Easy Gluten-free Baking*. Natl Book Network, 2009.

Fergus, Cristin. Mother Necessity GFCF Recipes.

Del Torro, Wheeler . *The Vegan Scoop*. Quayside Publishing, 2009.

Goettemoeller, Jeffrey. *Stevia Sweet Recipes*.

Hagman, Bette. *The Gluten-free Gourmet*. Henry Holt, 1990.

Hagman, Bette. Cooks Fast and Health. Henry Holt, 2000.

Roberts, Annalise. Gluten-Free Baking Classics. Pub Group West, 2008.

Sites

Dietas, alimentação e tratamento biomédico:

- www.autismndi.com
- www.autismfile.com
- www.nourishinghope.com
- www.autism.com
- www.nutritioncare.net
- www.vivasaudavel.eu
- www.donnawilliams.net
- http://www.psychology.uwo.ca/autism.htm

Salicilatos:

- www.zipworld.com.au
- http://www.users.bigpond.com/mywebhome/sindex.html
- www.salicylatesensivity.com